CB060009

ENVELHECER BEM

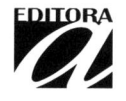

RUBENS PAULO GONÇALVES

ENVELHECER BEM
Recriando o Cotidiano

Editora Aquariana

Copyright © 2010, Rubens Paulo Gonçalves

Revisão: Antonieta Canelas
Editoração eletrônica: Spress Diagramação e Design
Capa: Design CRV

Dados Internacionais de Catalogação na Publicação (CIP)
(Câmara Brasileira do Livro, SP, Brasil)

G629e

Gonçalves, Rubens Paulo
    Envelhecer bem : recriando o cotidiano / Rubens Paulo Gonçalves. — Rio de Janeiro : Aquariana, 2010.
    il.

Inclui bibliografia
ISBN 978-85-7217-135-9

1. Envelhecimento 2. Saúde 3. Idosos - Conduta. I. Título.

10-1591		CDD-613.70446
		CDU-613.9-053.9
13.04.10	16.04.10	018479

Direitos reservados
Editora Aquariana Ltda.
Rua Lacedemônia, 87 – Jardim Brasil
04634-020 São Paulo/SP
Tel. (11) 5031.1500 / Fax. (11) 5031.3462
vendas@aquariana.com.br
www.aquariana.com.br

Agradecimentos

Para que esta mensagem fosse o mais abrangente possível, um grupo de especialistas em diversas áreas, apresentou seus sábios conhecimentos e prática, num testemunho de amizade.
A eles, meu profundo agradecimento e consideração.

Dr. Alexandre Hamam	Otorrinolaringologista
Dr. Claudio Lotemberg	Oftalmologista
Dr. Dan Oizerovici	Ortopedista
Dra. Deolinda Fabietti	Gerontóloga
Dra. Maria Olympia França	Psicanalista
Dra. Dolores Fabra	Dermatologista
Dr. Leandro Pellarin	Cirurgião plástico
Dr. Edison Iglesias de Oliveira Vidal	Geriatra
Dra. Margarida Cardoso de Almeida	Dentista
Dr. Pedro Arlant	Neurologista
Dr. Pedro Vital	Cirurgião plástico
Zuza Rodrigues	Cabeleireiro

Não poderia também deixar de citar amigos que tornaram possível este livro. Aqui fica minha gratidão pelo apoio e crédito a

José Carlos Venâncio, meu editor.
Magda Zanchetta, minha primeira revisora.
Muna Zein, minha amiga de muitos anos e lutas.
Luiza Erundina, a única política brasileira de quem me orgulho
de dizer que sou amigo e admirador.

SUMÁRIO

Parte Um

I – Generalidades sobre o envelhecimento
Introdução 15
O que é envelhecer? 17
A senectude 18
Em que se envelhece? 20
O envelhecimento no século XXI 21
As fragilidades 23
O que fazer? 23
Sexualidade 24
O amor ao entardecer 25

II – O corpo do homem e da mulher e suas deficiências
A próstata 29
Menopausa 32
Promessas do futuro 34
Um conselho para as mulheres 35

III – Alterações inerentes ao ganho de idade
O olfato e o paladar 37
Tato, vibração e dor 38
Alimentação após os 60 anos 40
Cuidado para não ganhar peso 41

IV – Como contemporizar problemas
A oxigenação 45
Refluxo e broncoaspiração 49
Um caminho para parar de fumar 50
Nosso sistema circulatório 52

Parte Dois
Os especialistas

Qual a melhor medida da sua idade?
Dr. Edison Iglesias de Oliveira Vidal 57
    Considerações iniciais 57
    Idade biológica / Idade celular 59
    Idade social / Idade cultural 62

Sistema nervoso
Dr. Pedro Arlant 65

Saúde bucal no envelhecimento
Dra. Margarida Cardoso de Almeida 69

Cuidando do idoso
Dra. Deolinda Fabietti 73
    Envelhecimento saudável é possível? 73
    Demências e outras ocorrências 74
    A saúde e a doença 77
    O envelhecimento tem um novo significado 78

A pele e o envelhecimento
Dra. Dolores Fabra 81
    Epiderme 82
    Derme 82
    Hipoderme 83
    Alterações dermatológicas do envelhecimento 84
    As unhas 87

O ouvido na terceira idade
Dr. Alexandre Hamam 89
    Conceitos básicos 90
    Entendendo a deficiência auditiva 92
    Entendendo os zumbidos 95
    Entendendo as vertigens 96

Tratamento 97
Melhor prevenir que remediar 101

Como evitar o envelhecimento psíquico
Dra. Maria Olympia França 103

A visão e o envelhecimento
Dr. Claudio Lotemberg 109
Catarata, retinopatia diabética, degeneração macular 109
Como surpreender essas patologias 110
Retinopatia diabética 111
Degeneração macular 112
Presbiopia 112

Sistema esquelético
Dr. Dan Oizerovici 115
Lombalgia 116
Sarcopenia 117
Queda nos idosos 118

A estética do cabelo e o envelhecimento
Zuza Rodrigues 121
O envelhecimento dos cabelos 122
Cabelos brancos 124
Procure usar cortes atuais 125
Tem vontade de deixar de tingi-los? 126
Domando fios rebeldes 128
Mitos do comprimento 128

Rejuvenescimento facial
Dr. Pedro Vital e Dr. Leandro Pellarin 131
O conceito de beleza 132
A face na imagem corporal 132
O processo de envelhecimento facial 133
Proporções faciais 135
Alterações do terço superior da face 136
Alterações do terço médio da face 137

Alterações do terço inferior da face 139
Cirurgia de rejuvenescimento facial 140
O cirurgião plástico e o rejuvenescimento facial 143

Filosofando
Dr. Rubens Paulo Gonçalves 145

Referências 147

PARTE

UM

I – GENERALIDADES SOBRE O ENVELHECIMENTO

Introdução

Quando pensei escrever sobre o envelhecimento, pesquisei e encontrei inúmeras publicações, teses e ensaios sobre o tema. Muitos tratam do envelhecimento dando exemplos do próprio autor como um "atleta da conservação de seu corpo", e como devemos fazer para sermos como ele e seu grupo de seguidores. Outros assumem um ar conformista e passam a ser verdadeiros compêndios de patologia. Alguns tratam de estatísticas sobre a senectude. Diversos fornecem conselhos úteis.

Foram as queixas, os anseios, as dúvidas e as ansiedades sobre o envelhecimento que escuto com frequência das minhas pacientes, dos meus amigos e conhecidos, que me levaram a formatar o que aqui apresento.

Ninguém quer envelhecer e poucos reconhecem que esse processo acontece a partir dos 35 anos de idade.

Os nascidos na década de 1940 fazem parte de uma geração que assistiu a mudanças radicais na organização da trama social e familiar mundial.

A família sofreu alterações dramáticas. As mulheres saíram de casa para substituir os maridos no esforço de guerra dos Estados Unidos, o que tornou imprescindível a criação das primeiras creches. Os homens voltaram da guerra, mas as mulheres não voltaram para casa.

Foi quando nasceu a emancipação feminina, que deu à mulher maior liberdade de ação, além de permitir-lhe adentrar o mercado de trabalho. Hoje, 20% dos presidentes de multinacionais são mulheres. O ganho médio feminino subiu 38% na última década (1998/2008), enquanto o masculino desceu 15%.

A descoberta dos anticoncepcionais hormonais completou o quadro de libertação da mulher. O número de filhos pôde passar a ser planejado com mais acuidade e as famílias que prendiam as mulheres em casa diminuíram drasticamente.

Os homens das décadas de 1940 e 1950 casaram entre os 25 e 30 anos, mas os nascidos a partir de 1960 optaram, na sua grande maioria, pelas "uniões estáveis". O casamento e a natalidade foram sendo protelados.

A vida foi se tornando mais longa. A anestesia, a antibioticoterapia, a evolução dos diagnósticos precoces e suas terapêuticas, cada vez mais precisas e resolutivas, levaram homens e mulheres a idades muito superiores às dos séculos anteriores. A mulher passou de 39 anos de vida média em 1880, para 83 anos em 1980. O homem passou de 52 anos em 1880, para 80 anos em 1980.

Como vive essa imensa população idosa? O que fazer depois dos 60 anos quando a aposentadoria é considerada como certa e o ostracismo predomina? Envelhecer hoje, tem uma conotação diferente de há cem anos. O maior problema dos idosos do início do século passado era a saúde, e continua sendo, mas atualmente, os idosos são muito mais velhos.

Os Institutos de Pensão indicavam trinta anos de serviço para a aposentadoria. Começava-se a trabalhar com 18 anos e aos 48 o indivíduo podia se aposentar. A expectativa de vida era de mais dez ou doze anos. Hoje, esse tempo chega aos 30, 35 anos, acarretando problemas para o caixa da Previdência Social.

A superpopulação mundial já é uma realidade. A China pune quem tem mais de um filho. As campanhas de controle da natalidade são cada vez mais incrementadas. Cabe aos governantes dar conta desse problema, mas cabe a cada um de nós dar conta de sua própria existência.

Dr. Rubens Paulo Gonçalves

O que é envelhecer?

Como em todos os seres vivos, o ciclo vital humano é composto de várias fases, cada uma com suas características físicas e emocionais.

A infância e a adolescência se caracterizam por grande desenvolvimento físico e mental.

O desenvolvimento social não acompanha o desenvolvimento físico. A partir dos 12 ou 13 anos o ser humano é capaz de procriar, o que indica um amadurecimento de suas funções sexuais. Ele ainda não é capaz de manter uma família, mas já é capaz de produzi-la.

Em nosso físico, tudo continua uniformemente equilibrado até cerca dos 30, 35 anos. A partir desse período as perdas começam a aparecer e aí... começamos a envelhecer. Estudos recentes comprovam as teses darwinistas, segundo as quais, quando as possibilidades de reprodução começam a diminuir, começamos a deixar de ser importantes para a manutenção da espécie, e então envelhecemos.

Hoje, sabe-se que o envelhecimento não é só fruto do desgaste natural dos órgãos e sentidos, mas uma determinação genética. O homem traz em seus genes a idade de envelhecer.

Envelhecer fisicamente é um processo de perda das funções ideais de todos os órgãos, que será mais ou menos rápido em função da genética individual e com o tratamento que cada um dá ao seu corpo e à sua mente.

Se na genética ainda não podemos mexer, vamos tratar nosso corpo de maneira a que ele se conserve por mais tempo. Tomar consciência de que envelhecer é conviver com perdas, e combater afirmações como "Os benefícios de ser velho" ou "Envelhecendo e melhorando seu corpo".

Precisamos assumir nossa idade vestindo-nos, nos maquiando, falando e procedendo de acordo.

É necessário que cada um de nós seja uma jovem alma que empurra, com vigor, um corpo que começa a sentir suas limitações.

Não adianta tentar segurar o sol no poente, mas viajar sempre em direção ao oeste pode nos manter por muito mais tempo banhados pela luz do dia.

Cícero, o grande orador do senado romano, falando sobre a velhice dizia que é muito melhor envelhecer do que continuar na ignorância da adolescência. Muitos poderiam responder que é melhor ser um ignorante jovem do que um sábio velho, mas não temos escolha! Assim como não podemos negar o que ganhamos como *sapientia*, não podemos evitar envelhecer. Caminhemos então para o oeste sempre com a perspectiva de que mais poderemos conhecer e realizar.

Ao contrário do que se possa pensar, é possível, após os 60 anos, conservar e aumentar as capacidades cognitivas e psíquicas para que o envelhecer não aumente nossos defeitos. Cultivemos a virtude da tolerância. Tolerar o envelhecimento é a chave!

A senectude

No séc. V a.C. o filósofo grego Protágoras (486-410 a.C.) afirmou que o homem é *"a medida de todas as coisas"*, ou seja, nada pode ser apreciado de outra forma que não tenha como referência ele próprio. O indivíduo, mesmo em sua diversidade, deverá ser compreendido e estudado como uno e, através dele, decifrarmos o que o cerca.

O envelhecimento não se dá da mesma maneira para todos os membros de uma determinada população. Há pessoas que, com mais de

90 anos são portadoras de todas as suas faculdades mentais, enquanto outras, já em torno dos 60 anos apresentam-se envelhecidas com a perda de muitas de suas habilidades.

Vários fatores contribuem para essa diversidade. O componente genético, como dissemos, é de vital importância, mas não podemos esquecer que o modo de vida de cada um interfere acentuadamente após a sexta década. A partir dessa idade, a diminuição da capacidade produtiva é sentida por grande parte dos que se aposentam, como uma perda de poder. Um abandono dos que nos consideravam fortes e capazes. Quando essa aposentadoria é compulsória, é comum aparecer a depressão. O sedentarismo que resulta da depressão é responsável por grande parte das doenças metabólicas que surgem. Quando procuramos, ao contrário, nos manter ativos e produtivos o efeito é incomparável e muito mais intenso do que se previa há alguns anos.

Algumas das mais recentes descobertas a nível da neurociência evidenciam que pessoas com mais de 70 anos e com vida social ativa apresentam capacidade de aprendizagem semelhante àquelas entre os 30 e os 40 anos. Isto já havia sido constatado em 1998 com as pesquisas de Fred H. Gage. Foi através destas pesquisas que se descobriu que o cérebro humano adulto, em condições especiais, é capaz de gerar novos neurônios. Até então era absolutamente inaceitável, pois pensava-se que os neurônios não se reproduziam. Segundo alguns cientistas não se criam novos neurônios, o que se verifica é uma readaptação daqueles que já existem. Os exercícios mentais desempenham um importante papel na plasticidade cerebral. Essas novas descobertas reafirmam a necessidade de nos mantermos atualizados, fazendo com que o nosso cérebro se mantenha funcionando sempre, nunca nos conformando em sermos simples assistentes da vida, mas participando e modificando o que nos cerca. Só assim teremos qualidade de "existência" e não apenas de "vida".

O tempo e a eternidade são categorias complementares para a compreensão do processo histórico, e a língua grega contém uma riqueza de termos que expressam a experiência do tempo:

Chronos aponta para a expansão quantitativa e linear do tempo – um espaço ou período de tempo – é um termo usado para o conceito formal e científico do tempo.

Kairos remete ao conteúdo do tempo, negativamente como crise e positivamente como oportunidade.

Existe um conceito formal de tempo (*chronos*), cujo progresso independe da influência humana. Outro que qualifica o conteúdo do tempo (*kairos*), no sentido de ter ou dar uma oportunidade "àquilo que é bom no tempo". No crepúsculo humano, *kairos* é mais importante do que *chronos*.

Em que se envelhece?

O envelhecimento atinge todas as áreas do corpo. As complexas manifestações que levam ao encurtamento da expectativa de vida são a soma de alterações genéticas, biológicas e psicossociais. Depois de ultrapassar a idade de desempenho máximo, na vida adulta, o indivíduo apresenta uma redução gradual das capacidades de adaptação e desempenho físico e psicológico.

O cabelo começa a ficar branco. As dores articulares manifestam-se após um esforço maior ou diferente. São dores difusas que vão e vêm, por vezes devido a uma posição mantida enquanto dormimos, um adormecimento se cochilamos com a mão sob a cabeça, mesmo que por pouco tempo. A memória deixa de ser a mesma e as rugas aparecem.

Nosso envelhecimento começa a ficar aparente. Tingir os cabelos e fazer plástica são recursos que minimizam, em parte, o problema. A aparência melhora, mas é necessário bem mais do que isso. Precisamos envolver todo nosso corpo na tarefa de fazermos o máximo para nos conservarmos!

O envelhecimento no séc. XXI

Parece existir neste século uma rápida redefinição das fases da vida do ser humano em função de novas verdades sociais e descobertas científicas, além de um amplo apoio na prevenção e terapêutica das patologias.

Comecemos pelos jovens e os anticoncepcionais. O período de procriação vem sendo retardado. Casar com 22 anos e ter o primeiro filho aos 23, 24 anos atualmente, é um acontecimento raro. Menos raro, é ter um filho sem programação com menos idade. Normalmente, os programados estão nascendo de mulheres acima dos 30 anos, com todos os riscos inerentes ao fato.

A formação profissional que se fazia até os 26, 27 anos, é hoje complementada com pós-graduações, mestrados, doutorados, pós-doutorados, cursos no exterior etc., etc. A entrada no mercado de trabalho que ocorria com 26 anos, acontece atualmente com mais de 30. Ter o primeiro filho perto dos 40 é considerado normal.

Com essa idade, há algumas décadas, nossas bisavós tornaram-se avós!

Tudo ficou para mais tarde porque a expectativa de vida aumentou. Tem-se mais saúde por mais tempo, continua-se ativo com mais idade. Novas fases de vida foram criadas, como a meia-idade, a "terceira idade" e, recentemente, a "adultescência", em um processo que Featherstone (1994) chamou de "colonização do curso da vida". Mas, infelizmente, não houve uma adaptação generalizada da população a essa nova realidade. Muitos idosos ainda se comportam de forma estereotipada, seguindo modelos aprendidos ao longo da vida: mais introspecção, expressões corporais mais comedidas, um modo de andar mais cauteloso, aplicando-se limitações inexistentes e obedecendo ao ditado "velho não pode fazer isso, ou aquilo".

Com a vigilância da postura física é possível avançar na idade sem ficarmos envelhecidos. Isso demanda esforço pessoal para deixarmos para trás posturas impostas pela observação do envelhecimento biológico dos que nos antecederam.

É preciso apagar os traços de envelhecimento, tanto de nossas posturas físicas como de nossa subjetividade.

Com certeza não estamos falando de exageros na forma de vestir ou adornar. Esses hábitos, ao invés de nos tornar menos velhos nos fazem parecer de mau gosto ou espalhafatosos.

É preciso que nos acostumemos a ser mais velhos, mas sem nos rendermos às limitações que, por ventura, nosso corpo quiser nos impor. No nosso projeto de percepção do próprio envelhecer coexistirão sempre o reconhecimento e o não conformismo. É necessário administrar esse conflito reagindo a cada instante para vencermos cada minuto. Se nos deixarmos levar pelo conformismo, cada minuto de rendição equivalerá a um minuto a mais de velhice. Nosso corpo precisa ser comandado com a certeza de que podemos minimizar suas limitações através de um esforço contínuo e constante.

Precisamos construir nossa história a cada dia. Assim, nossos dias serão completos.

O nosso comportamento deve contar com a convicção de nossas capacidades. As vicissitudes que enfrentamos na vida poderão dificultar nossa profícua autodeterminação, mas com certeza os fatores biológicos serão por nós controlados e relativizados. É responsabilidade de cada um o seu próprio processo de envelhecimento. É a soma dos nossos esforços que define a nossa capacidade de prolongar a maturidade sem envelhecer.

O aumento do número de pessoas hígidas acima dos 60 anos, neste século, é o resultado não só dessa determinação, mas também de tratamentos conservadores, plásticos e estéticos, do incremento dos exercícios físicos e do cuidado com a dieta. O surgimento de terapêuticas para inúmeras doenças que, há décadas, trariam como resultado inexorável a morte, nos dão esperança e nos permitem acreditar que esse pequeno projeto de auto-manutenção pode se tornar realidade.

As fragilidades

As pessoas envelhecem em seus corpos, em suas mentes e, consequentemente, em sua atuação social. Envelhecem em função de fatores biológicos, genéticos, psíquicos e sociais. Preso desses fatores, o ser fragilizado, dependente e desajustado, facilmente será mais deprimido e mais doente.

Fragilizadas pela diminuição da acuidade dos sentidos, que muitas vezes provocam falsas percepções, as pessoas tendem a tomar decisões mais lentamente.

A capacidade de análise e síntese sofre um retardo, pois a insegurança e, muitas vezes, a dependência de outros, faz adiar a tomada de decisões. Esquecimento, confusões mentais, descoordenação motora, perturbações do equilíbrio e postura, precipitam a perda de contato humano importante e enriquecedor. Essas ocorrências estão diretamente ligadas ao sistema nervoso central e aos órgãos dos sentidos.

Alguns fatores contribuem para que o idoso se deprima. O medo da perda do emprego, ou mesmo a aposentadoria compulsória e a consequente perda de autoridade, levam a comportamentos de autoafirmação, e ele se torna intolerante, irritável e impaciente.

Doenças comuns da velhice podem aparecer e complicar a vida: Mal de Parkinson, diabetes, alcoolismo, ateroscleroses, colagenoses, acidentes vasculares e até o câncer, podem completar um quadro negro e triste.

O que fazer?

É importante preparar-se para ter assegurada uma situação financeira adequada ao nível social vivido até então, quer seja em ganhos de uma aposentadoria, poupança ou plano de previdência que possa nos amparar quando passarmos dos 65 ou 70 anos. Da mesma maneira que fazemos exercícios para preservar a saúde, teremos que fazer economia para podermos sobreviver tranquilamente. Ninguém sobrevive com tranquilidade se o seu nível de vida baixar a ponto de precisar preocupar-se em ganhar hoje para comer amanhã.

Aqueles que são pais devem estar cientes de que talvez seus filhos sejam dependentes eternos (por dificuldades várias). Orientá-los para profissões que possam suprir suas necessidades futuras faz parte da profilaxia de situações economicamente penosas para os pais, quando ficam mais velhos.

Ultrapassado o aspecto financeiro e seguindo um programa a longo prazo, seria interessante considerar alguns hábitos que conseguem ser tolerados pelo nosso organismo durante um tempo, mas que, passados os anos de pleno vigor, poderão nos prejudicar aumentando o seu poder maléfico exponencialmente. Três fatores lideram esse quadro: comer desregradamente, fumar e beber demais. Uma vida regrada é o desafio ao nosso psiquismo: tolerar frustrações se impõe para quem quer ter um envelhecimento com qualidade.

Sexualidade

A função sexual existe para perpetuação da espécie e por isso o nosso corpo é agraciado com prazer. Quando entra na idade adulta, a mulher possui cerca de vinte mil oócitos primários em seus ovários e, a cada ejaculação masculina, milhões de espermatozóides irão procurar o óvulo que naquele mês foi produzido

Quando a primeira ovulação acontece, o organismo da mulher começa a se preparar para a natalidade. Suas formas mudam, o seu cheiro muda, a sua instintividade muda e ela começa a se cuidar mais, a arrumar-se com mais esmero, a ficar mais vaidosa. Tudo isso está ligado à necessidade de atrair o macho da sua espécie para a procriação.

No homem, o aumento dos hormônios masculinos é traduzido por um interesse maior pelo sexo oposto, e uma consequente possibilidade de procriar. A qualquer estímulo, a necessária potência de seu pênis se mostra e as perdas de espermatozóides acontecem em frequentes poluções noturnas (ejaculações espontâneas por sonhos eróticos).

Quando a mulher pára de ovular e se instala a menopausa, sua atratividade física diminui e apesar dela procurar se manter atraente, percebe que o efeito sobre o sexo oposto não é o mesmo de há vinte ou trinta anos atrás.

O homem começa o processo de perda da sua capacidade reprodutiva bem mais tarde que a mulher. Enquanto a mulher, aos 50 anos está normalmente estéril, há casos de homens com 80 anos gerando filhos. O normal é que por volta dos 65 anos sua atividade sexual diminua, os espermatozóides não sofram mais um processo de renovação e eliminação dos defeituosos (apoptose), e ele encerre sua capacidade reprodutiva.

A impotência ou a falta de ereção vai depender do seu estado vascular, mental e da ligação afetiva que mantém com sua parceira. Normalmente, homens casados com mulheres muito mais novas mantêm suas atividades libidinais por mais tempo. Já nos casais em que os dois envelhecem juntos, essas atividades tendem a ser mais esporádicas.

O amor ao entardecer

O calor de uma paixão parece ser possível apenas em corações jovens. A juventude é o tempo das idealizações, dos sentimentos e das relações intensas, muitas vezes secretas. Tempo da ruptura dos padrões de amor conhecidos "Ninguém ama mais que nós dois", "Nosso amor dói", "Se eu pudesse, entraria dentro dele e o teria dentro de mim vinte e quatro horas por dia", "Somos um".

Quando comecei a ouvir as mesmas afirmações, repetidas por mulheres acima de 50 anos, passei a interessar-me pela possibilidade de desenvolvimento de um novo amor nessa fase da vida. Sem dúvida, com características diferentes, mas não menos intensas que o amor adolescente idealizado, ele aparece e se instala com a mesma intensidade. (Otto Kernberg, diretor do *Cornell Medical Center apresentou* na *San Diego Psychoanalytic Society and Institute* em janeiro de 1998, um trabalho brilhante sobre esse tema.)

Enquanto os homens sentem-se mais ligados a suas parceiras por fatores que eles identificam como "não só sexuais", as mulheres mais velhas tendem a considerar seus parceiros, muito mais "objetos sexuais" do que o fizeram na mocidade. O estímulo clitoridiano passou a ser integrado aos estímulos vaginais eliminando culpas ou inibições.

Existem casos de mulheres com mais de 60 anos que, ao reencontrarem homens com os quais tiveram um papel amoroso na juventude, sentem-se profundamente atraídas, principalmente se na primeira vez que estiveram juntos a ligação foi proibida ou considerada imprópria. Esse reencontro costuma ser libidinalmente muito intenso, pois muitos anseios do passado podem ser agora alcançados sem frustrações ou culpas.

As relações *"ao entardecer"* são frequentemente libertadoras dos desejos eróticos e íntimos, principalmente das inibições superegóicas muitas vezes presentes na vida de um casal.

É comum encontrarmos pares formados por indivíduos que passaram a possuir, na maturidade, o mesmo tipo de lazer, muitas vezes advindo da prática que só um deles desfrutava antes de se conhecerem. Pares de jogadores de tênis, golfe, bridge, adeptos da leitura de livros, teatro etc. Isso resulta do profundo interesse que cada um, individualmente, nutre pela experiência de vida da pessoa que escolheu. Isso inclui também a análise de como cada um elabora o seu mundo interno, as suas preferências políticas, literárias e artísticas, proporcionando com as novas experiências uma nova vida ao par e, a cada um, uma nova e prazerosa vivência.

Há algum tempo participei de uma roda de cinquentões, entrevistados por um canal de televisão, sobre assédio sexual a homens nessa faixa de idade. Respondi, com toda a convicção, que esse assédio não viria necessariamente de uma posição financeira já resolvida, mas também de uma posição emocional e psíquica estável. No caso de assédios por mulheres muito mais novas, é necessário considerar a possibilidade de um Édipo não equacionado. Sem dúvida são inúmeras as possibilidades, mas entendo que, quando analisamos as questões, estamos considerando que os dois seres são economicamente estáveis.

Grandes desafios ao amor, na idade avançada, são os medos inerentes à saúde física de cada um dos parceiros. Este desafio é maior para o homem porque, em caso de doença, terá que depender da ajuda de sua parceira e renunciar à posse do cetro matrimonial, aumentando sua tolerância a essa dependência, sem medo de se tornar desprezado ou mal querido em função dela.

Existem ligações que são passageiras. Costumo dizer que um casal formado por uma masoquista e um sádico vive em perfeita harmonia. Do mesmo modo, neuroses complementares podem se harmonizar numa união madura. Uma mulher edipiana poderá resolver suas neuroses com um homem vinte, trinta ou quarenta anos mais velho. Uma narcisista pode se enamorar por um homem muito mais velho devido a sua superioridade social, posição política, financeira ou intelectual. O perigo é correr o risco de apenas se enxergar o que se quer no outro e se desencantar com as limitações do parceiro em várias outras áreas.

Todos nós somos vistos por nossos parceiros de maneira completamente diferente daquela que a sociedade nos enxerga, por nossas posições ou realizações. Um exemplo que ilustra bem este fato é aquele que descreve a esposa de Albert Einstein quando lhe contaram que ele havia recebido o prêmio Nobel de Física. Ela teria dito:

"Quem? O Alberto?" e dado uma gargalhada, como se não fosse possível o marido ter ganho tão grande láurea.

É comum mulheres mais velhas se apaixonarem por homens mais novos. Geralmente, quando tais ligações chegam ao fim é a mulher quem mais sofre passando por momentos de depressão e perda de confiança, recriando os traumas edipianos, incestuosos e sentindo muita culpa.

Algumas alterações importantes acontecem também com os pares mais velhos em relação às suas necessidades sociais. Com o passar do tempo, os casais sentem uma necessidade menor de viver em grupo. Muitas vezes, as viagens são solitárias e representam o prazer que os dois sentem pela solidão. Às vezes, apenas algumas pessoas fazem parte das relações do casal e são suficientes para o apoio social de ambos. A sensação de completude conseguida é função de um grande conhecimento do outro e da vida dos dois. O simples caminhar de mãos dadas é o suficiente para que se sintam bem e seguros. Não há necessidade de grandes explicações sobre posições assumidas. Eles se conhecem e se amam.

Talvez o que escrevi há alguns anos sirva para indicar esse contexto:

Nunca estou sozinho mesmo que esteja sem ninguém.
Nunca ficarei só, pois sempre as lembranças de nossas vivências estarão comigo.
Muitos anos vivi, muitos anos sonhei para que necessite de algo mais.
Estou bem, estou pleno, agora, só você.
Suas mãos frias em minhas mãos quentes se reconhecem e assim vamos nós.
Só você, eu e nossas mãos.

Afinal, somos o reflexo dos nossos sentimentos. Isso pode acontecer em qualquer idade, em qualquer fase de nossas vidas. Não existe limitação de tempo para amar. Estamos sempre prontos, só precisamos encontrar nosso complemento. Procure-o, ele pode estar ao seu lado, basta descobri-lo, mesmo que seja *ao entardecer.*

II – O CORPO DO HOMEM E DA MULHER E SUAS DEFICIÊNCIAS

A próstata

A próstata é uma volumosa glândula anexa do sistema reprodutor masculino dos mamíferos. A função da próstata é produzir uma substância denominada sêmen que juntamente com a secreção da vesícula seminal e os espermatozóides produzidos nos testículos, formam o esperma. Esse órgão tem despertado grande interesse nas áreas biológica e médica devido aos inúmeros problemas que podem ocorrer, principalmente durante o processo de envelhecimento.

Situada logo abaixo da bexiga, é atravessada pela uretra e tem o tamanho de uma amêndoa. Pesa, de acordo com a idade, cerca de 20 a 30 gramas (estima-se que a próstata cresça aproximadamente 0,4 gramas por ano, a partir dos 30 anos) e mede entre 20 e 30 cc. O seu desenvolvimento é estimulado pela testosterona, hormônio sexual masculino produzido pelos testículos.

As principais doenças que acometem a próstata são: hiperplasia benigna da próstata (HBP), tumor maligno (câncer) e prostatite (inflamação da próstata). Esta ocorre dos 40 anos em diante, sendo mais comum a partir dos 60 anos. Atinge 50% dos homens com 60 anos e 90% dos homens entre 70 e 80 anos. Os sintomas, tanto na prostatite quanto no câncer, são ausentes ou muito semelhantes aos da hiperplasia benigna da próstata.

Sintomas de doenças prostáticas

Com o crescimento da próstata, há uma compressão da uretra prostática e vários sintomas aparecem. A necessidade de urinar constantemente, jato de urina fino, necessidade de aumentar a força para a micção e ter sempre a sensação de que a bexiga não esvaziou completamente, são alguns dos sintomas. Com o evoluir da doença, aparece um gotejamento urinário acentuado, urina sanguinolenta, incapacidade de urinar e diminuição do volume na ejaculação.

Diagnóstico

É feito através do toque retal, da dosagem de PSA (antígeno prostático) e da ultrassonografia transretal ou abdominal.

Prevenção do câncer

Não existe uma fórmula que garanta que alguém não vá ter câncer de próstata ou mesmo uma hiperplasia prostática benigna. É preciso então, que atenuemos os riscos do desenvolvimento de um câncer através de exames periódicos. Quanto mais cedo o câncer atinge um indivíduo, mais grave ele é. Quanto mais tarde se fizer o diagnóstico, mais difícil será o tratamento. No Brasil, apesar de haver poucas estatísticas, acredita-se que esta seja a primeira causa de morte em homens após os 50 anos.

Tratamento da hiperplasia prostática benigna e do câncer de próstata

Na hiperplasia benigna da próstata, caso haja necessidade de cirurgia, ela poderá ser feita por ressecção transuretral (RTUP) e eletrovaporização. Nos dois casos não existem cortes externos e tudo é feito pela uretra, retirando-se a próstata em pequenos pedaços. A prostatectomia parcial por hiperplasia benigna da próstata é feita por uma incisão no baixo ventre. Nenhum desses métodos retira a próstata totalmente. A cápsula prostática é sempre preservada para evitar a seção de plexos nervosos que têm relação com a ereção peniana e o controle da micção, podendo, se lesados, levar à impotência e à incontinência urinária.

No caso de câncer de próstata, a ressecção é total e corre-se esse risco, se bem que atualmente a incidência dessa complicação não seja comum, pois se usa para a realização da cirurgia o *videolaparoscópio* que dá ao médico uma ampla visão do campo cirúrgico. Em hospitais equipados com alta tecnologia, utiliza-se o *robô* cirúrgico, que reduz ainda mais esses riscos.

Prostatite

Inflamação crônica ou aguda da próstata causada, na maioria das vezes, por bactérias, mas que podem ser virais, fúngicas ou granulomatosas. Ocorre em todas as idades. As bactérias migram através da uretra e se alojam na próstata. Podem formar vesículas purulentas ou não. O agente mais comum das infecções prostáticas é a *echerichia coli*. Além dela, outros bacilos gram-negativos são encontrados no trato genital como o *enterecocos*.

A *chlamydia trachomatis* bem como outros tipos de *gonococos* foram responsáveis, há alguns anos, pela maioria das infecções agudas da próstata. Com a evolução da antibioticoterapia, deixou de ser importante causa de infecções aí localizadas.

Sintomas

Dor ao urinar, aumento da frequência urinária, dor entre as pernas e, às vezes, secreção uretral são os sintomas mais encontrados para o diagnóstico de prostatite. Quando a prostatite se torna crônica, os sintomas mais frequentes são dor nos testículos e região lombar, aumento da frequência miccional diurna e noturna, diminuição da libido e ejaculação dolorosa.

Tratamento

O tratamento é feito com antibióticos específicos para os germes encontrados, durante algumas semanas. É importante que o tratamento seja longo para erradicar completamente a infecção. Mesmo que os sintomas desapareçam, é importante continuar a tomar toda a série prescrita pelo médico, porque a ocorrência de prostatites crônicas após infecções agudas é muito comum. Beber bastante líquido e repousar é essencial.

Passado o período agudo, diminuindo a dor, o sexo frequente pode ser um excelente auxiliar da cura, pois a eliminação de líquido prostático é uma oportunidade de eliminação de secreções remanescentes.

Menopausa

A mulher pode pensar que sendo a menopausa inexorável, amar e ser completa após, ou nessa fase, é quase impossível. Está enganada! Amar e ser amada não exige necessariamente uma grande performance sexual.

No capítulo anterior, falamos sobre próstata. É bom levar em consideração que seu parceiro normalmente é mais velho, e não dispõe hormonalmente da mesma predisposição que tinha há alguns anos.

A interrupção de produção hormonal acontece em todas as mulheres; naquelas que tiveram filhos e nas que não tiveram filhos, nas solteiras, nas casadas ou viúvas; nas que têm relações sexuais e nas que não têm relações sexuais.

Algumas sofrem mais o impacto físico da menopausa, outras, mais os sintomas psicológicos ou intelectuais, mas a falência ovariana é comum a todas, e a menstruação pára. Será isso um grande problema? Pode ser ou não, vai depender de como a mulher enfrentar esse período.

Anos antes dos ovários pararem de produzir óvulos, algumas alterações hormonais sutis começam a acontecer, levando a um progressivo encurtamento dos ciclos menstruais, ganho de peso e alterações da libido, que fica mais exacerbada nos dias próximos à menstruação. É o que se denomina pré-menopausa, e começa geralmente dez anos antes da cessação da menstruação, por volta dos 35 anos.

Esse processo evolui gradualmente, com uma intensificação das alterações hormonais, caracterizada principalmente pela redução da produção de estrógeno pelos folículos ovarianos, agora em menor número, e pela consequente elevação dos níveis do hormônio FSH no sangue. Os baixos níveis de estrógeno avisam a hipófise que ela precisa aumentar o estímulo exercido sobre os ovários pelo FSH (hormônio folículo estimulante). Dá-se, então, uma elevação na produção de FSH para tentar estimular um ovário que já não responde com a produção de folículos.

Enquanto a elevação do FSH é apenas um sinal laboratorial, os baixos níveis de estrógeno exercem, de fato, inúmeras alterações no organismo feminino. O estrógeno tem uma ação coagulante, atua sobre a dilatação e constrição dos vasos sanguíneos, auxilia a entrada de cálcio nos ossos e é co-fator no metabolismo do colágeno. A sua ausência promove alteração na irrigação sanguínea de vários órgãos podendo causar edemas, suores noturnos, fogachos, depressão, pele seca com manchas, sangramentos excessivos e secura vaginal. Após a cessação da menstruação, problemas mais graves como osteoporose, atrofia da pele, atrofia vaginal, distúrbios de memória e de equilíbrio podem ocorrer, caracterizando a pós-menopausa.

Para cada sintoma, ou para um conjunto deles, existe uma terapêutica específica. A escolha da melhor estratégia de tratamento exige que o médico conheça bem a sua paciente e combata os sintomas, para que haja uma melhora na qualidade de vida da mulher.

A menopausa deve ser tratada visando a melhora das condições globais de vida e do aumento da longevidade. Até há bem pouco tempo, a mortalidade feminina relacionada a complicações do parto era enorme e, em função do desconhecimento médico-tecnológico, poucas mulheres passavam dos 50 anos. Hoje a mulher vive até próximo dos 80 anos. Isso indica que ela irá conviver com a menopausa por cerca de 30 anos.

Mas não basta o prolongamento da vida: é preciso qualidade de vida. É preciso eliminar a correlação que a mulher faz entre menopausa e morte (sexual ou social). Isso é uma realidade apenas no que diz respeito à reprodução. No restante, a menopausa deve ser encarada como uma mudança natural na vida da mulher e de sua atuação social. Enquanto antigamente as poucas mulheres que chegavam à menopausa se isolavam, hoje elas buscam novos caminhos que auxiliem na mudança de toda uma filosofia de vida.

A menopausa não é um bicho de sete cabeças, mas acaba por desencadear uma rede de problemas que se entrelaçam. A mulher se deprime com a perda de seu vigor e muitas vezes compromete sua vida profissional e pessoal; seu companheiro nem sempre entende e administra bem algumas alterações físicas importantes como a secura vaginal, por exemplo, o que pode desencadear uma crise no relacionamento.

O papel do médico é fundamental no auxílio da condução dessas mudanças, pois, com frequência, a depressão da mulher a leva a tomar decisões precipitadas ou impensadas. É necessário que a mulher também se prepare para a menopausa. Esse assunto deve ser discutido em casa e no consultório.

Promessas do futuro

Usualmente a menopausa ocorre em torno dos 45 anos, mas também pode acontecer antes disso, menopausa precoce, ou mais tarde, como se verifica nas mulheres que tiveram muitos filhos. Isso se deve ao fato de durante a gestação serem economizadas centenas de folículos, uma vez que a ovulação inexiste nessa época e o número de folículos que amadurecem ser bem menor. Ocorre uma economia de óvulos por 15 meses, em média, os 9 meses da gestação mais o periodo de amamentação. Se a amamentação for prolongada, essa economia pode ser ainda maior. Isso irá resultar numa maior longevidade dos ovários.

O grande desafio da farmacologia ginecológica, hoje, é produzir drogas anticoncepcionais que não apenas impeçam a mulher de ovular, como também poupem os folículos de amadurecerem. Se isso for conseguido, entraremos numa nova realidade fisiológica. Essa fórmula aumentaria, potencialmente, a vida reprodutiva da mulher. As pesquisas estão bastante avançadas e visam adaptar a abordagem terapêutica às novas exigências da vida da mulher, ou seja, prolongar a idade reprodutiva, visto as mulheres optarem, cada vez mais, por gestações tardias. Talvez com a economia de folículos cheguemos mais perto dessa realidade.

Um conselho para as mulheres

Enfrentem a menopausa não como um problema, mas como uma fase da vida, discutindo-a abertamente com seus parceiros e com seus médicos. Informem-se e prestem mais atenção às alterações de seus corpos após os 50 anos. Discutam a questão reprodutiva e as questões mais amplas de saúde com seus médicos.

Não fumem e pratiquem exercícios. O fumo agrava o aspecto vascular da menopausa, facilita a ocorrência de acidentes vasculares isquêmicos e altera toda a circulação e irrigação nos órgãos do corpo. A reposição hormonal é contraindicada para as mulheres fumantes, pois o estrógeno tem uma ação coagulante e, associado à nicotina, vasoconstritora, potencializa os riscos de acidentes tromboembólicos.

A reposição hormonal só é indicada para mulheres que apresentem algum sintoma, não fumem e pratiquem algum exercício. Mulheres com dois, ou mais casos de câncer de mama, ou de ovário na família, também não são candidatas à reposição hormonal.

Andar é o melhor esporte para a mulher depois dos 50 anos. Uma boa caminhada de uma hora, 4 vezes por semana, (mantendo como meta 6 quilômetros) associada a uma dieta equilibrada, serão eficientes no controle de ganho de peso, que ocorre normalmente, tanto para homens como para mulheres, após os 50 anos. Esses cuidados com o físico contribuem para uma vida sexual regular e prazerosa. Para isso, é preciso disposição, que a mulher consegue com uma boa saúde física e mental.

Para a mulher sem um companheiro, sugiro atividades físicas ou intelectuais que proporcionem maior socialização. Nesse sentido, o golfe é um esporte que, embora machista, mas não masculino por excelência, pode proporcionar não só a atividade física, mas também uma socialização interessante para a idade. É um esporte que, por não exigir demais da musculatura, a manterá em forma sem lesões, tão comuns em quem abraça um esporte depois dos 50 anos. Existem clubes bastante acessíveis do ponto de vista econômico, e pelo preço de duas entradas de cinema, permitem um bom divertimento e longas caminhadas, sempre com um visual maravilhoso.

III – ALTERAÇÕES INERENTES AO GANHO DE IDADE

O olfato e o paladar

A diminuição das sensações está ligada ao decréscimo do número de células sensitivas. As papilas gustativas de uma pessoa com 75 anos representam somente 36% daquelas que ela possuía aos 40 anos. Temos aproximadamente 9.000 papilas gustativas responsáveis, principalmente, pela percepção dos sabores doce, salgado, ácido e amargo. Com a idade, esse número diminui drasticamente. Supõe-se que essa queda começa com a redução das papilas gustativas. Isso acontece por volta dos 40 aos 50 anos nas mulheres, e por volta dos 50 aos 60 anos nos homens, além das papilas gustativas restantes também começarem a perder massa (atrofia).

Grande parte dos sabores é ligada aos odores, ou seja, começamos a sentir os gostos pelo nariz em receptores olfativos aí localizados. Paladar e olfato interagem estreitamente para ajudar a degustação dos alimentos.

É importante constatar que isso nem sempre acontece, e que os quatro sabores podem se manter inalterados até depois dos 60 anos. Geralmente perde-se primeiro os sabores salgado e doce; os sabores amargo e ácido permanecem por mais tempo.

Na cavidade bucal, as glândulas salivares, devido à menor irrigação, produzem menos saliva, o que acaba por dificultar a deglutição fazendo com que a digestão se torne mais difícil e mais lenta.

O olfato diminui após os 70 anos e sua perda está ligada à menor irrigação das terminações nervosas nas narinas, principalmente por aterosclerose, mas os estudos sobre a causa da diminuição dos sentidos do paladar e do olfato com o envelhecimento são controversos. Para alguns estudiosos, o envelhecimento normal (e a aterosclerose) por si só, produz muito poucas alterações no paladar e no olfato, e o mais provável é que essas alterações estejam relacionadas a doenças, ao fumo e a outras exposições ambientais.

O que parece não gerar dúvida, é que essas perdas diminuem o interesse pela alimentação e, principalmente, pelo prazer causado por ela.

Cuidados

1. Por não sentir o próprio cheiro, algumas pessoas se descuidam da higiene. A afirmação de que "velho cheira mal" é principalmente decorrente do uso da mesma roupa várias vezes sem lavar, ou do descuido com o banho diário. É preciso criar uma rotina que inclua diariamente uma troca, com lavagem obrigatória das roupas e o uso regular de um perfume, mas sem excesso, que obviamente também será sentido.

2. Para o paladar, alterações na forma como os alimentos são preparados podem ajudar bastante. É importante mudar os temperos que normalmente usamos.

3. O fato de não sentir odores aumenta o risco de intoxicação por gases tóxicos, como o gás liquefeito de petróleo usado nos fogões. Se isso acontecer, pode ser útil instalar um detector de gás visual que mude de aspecto quando há vazamento de gás natural.

Tato, vibração e dor

O tato é complexo porque abrange a percepção de vibrações e dor. A pele, os músculos, os tendões, as articulações e os órgãos internos possuem receptores que detectam o contato, a temperatura e a dor. A percepção mais grosseira de grandes alterações de pressão, temperatura e dor é chamada Protopática. A interpretação mais fina, de pequenas variações de qualquer percepção é chamada Epicrítica. Com a idade, a mais atingida é a Epicrítica, mas não só a percepção. A interpretação cerebral do tipo e a quantidade de sensações transmitidas pelo tato fazem com que a percepção o reconheça como agradável (por exemplo, calor agradável), desagradável (por exemplo, muito quente), ou neutra (como a percepção que se tem ao tocar uma superfície). A captação dessas percepções pode estar alterada por dificuldades de captação pelo nervo, que pode ser agravada, entre outras causas, por perdas cerebrais resultantes de cirurgias, confusões mentais ou uso de medicamentos. Com isso, sensações de dor ou de queimadura podem não ser percebidas, levando o indivíduo a lesões mais graves por falta de interpretação correta do estímulo. Uma úlcera perfurada com abdome agudo, quadro que exige atendimento imediato, pode passar despercebida por não causar um estímulo que seja interpretado como dor.

Na verdade, as próprias sensações de dor, vibração, frio, calor, pressão e tato estão diminuídas, não somente a sua interpretação. É difícil dizer se tais alterações estão relacionadas com o envelhecimento em si, ou com os distúrbios que se apresentam mais frequentemente em pessoas de idade avançada. É possível que algumas das alterações "normais" do envelhecimento sejam produzidas por aterosclerose.

Outra causa possível dessas alterações pode ser atribuída a deficiências menores na dieta, tais como a redução dos níveis de tiamina. Independentemente da causa, à medida que envelhecem, muitas pessoas apresentam alterações nas sensações relacionadas ao tato. Com a redução da capacidade de detectar vibração, contato e pressão, também aumentam o risco de lesões, incluindo úlcera de superfície causada por pressão contínua.

Após os 60 anos, muitas pessoas apresentam uma redução da sensibilidade à dor. É muito comum surgirem problemas também com o caminhar devido à redução da capacidade de perceber a localização do corpo em relação ao solo. Pode ocorrer diminuição na percepção do tato fino ou epicrítico, apresentando-se um aumento da sensibilidade ao tato devido à pele se tornar mais fina (especialmente em pessoas acima dos 70 anos).

Cuidados

1. Avaliar sempre a capacidade de percepção dos sentidos. Uma autoavaliação é possível, mas o ideal é que seja feita por uma pessoa com experiência.
2. Parar de fumar.
3. Fazer exercícios, jamais se render ao sedentarismo.
4. Fazer uma dieta adequada evitando o sobrepeso.
5. Adaptar a moradia às perdas, se elas existirem, principalmente de tato (percepção de calor e estabilização da marcha).
6. Fazer exames médicos periódicos caso constate uma perda da sensibilidade dolorosa.

Alimentação após os 60 anos

Com o passar do tempo existe um comprometimento do paladar devido à diminuição das papilas gustativas. O organismo passa a não conseguir mais absorver a quantidade de substâncias importantes contidas nos alimentos, principalmente as vitaminas do complexo B, cálcio, fósforo e magnésio.

Torna-se então importante aumentar o consumo desses nutrientes. Amêndoas, legumes, verduras, cebola e alho são indicados, assim como leite, queijo, iogurte, couve, espinafre, rúcula e brócolis. Com esse cuidado estaremos combatendo inclusive a osteoporose.

As frutas devem ser consumidas em quantidade maior para fornecer ao organismo mais vitamina C e antioxidantes.

Talvez o que mais diferencie a alimentação nos idosos seja a necessidade de ingerir água. Deve-se beber pelo menos 2 litros de água por dia. Isso facilita a fisiologia renal e o trânsito intestinal contribuindo para a eliminação de toxinas.

Cuidado para não ganhar peso

A moda, entre outros apelos da comunicação de massa, vem forçando as silhuetas a se tornarem cada vez mais esguias. Um inevitável maior controle da alimentação e um incremento de exercícios se fazem então necessários. Isso se tornou uma das maiores preocupações da vida moderna, tanto de homens quanto de mulheres. A manutenção do peso dentro de parâmetros adequados nos leva a ingerir menos gorduras não saturadas e hidratos de carbono, e a consumir mais frutas e verduras. Ao mesmo tempo, o nosso intestino estará menos sujeito a câncer de cólon e de reto. Se aos 35 anos podíamos comer 0,5 kg de macarrão por dia, engordando 100 gramas, depois dos 50 anos, o mesmo 0,5 kg de macarrão nos fará aumentar 300 gramas. É muito mais fácil engordar quando passamos dos 50 anos.

O álcool só é tolerável se for consumido parcimoniosamente. Isso quer dizer: uma taça de vinho, de preferência Bordeaux tinto, por dia. Segundo estudos atuais, a quantidade de flavonóides existentes nesse tipo de vinho, quando tomado nessa dose, favorece a metabolização de gorduras em nosso organismo. Qualquer quantidade a mais trará consequências tanto maiores quanto mais velhos formos.

São grandes os sacrifícios para evitar o ganho de peso e, não raramente, isso é fisiologicamente inevitável.

Desde o início da puberdade, quando os estrogênios (hormônios femininos) e androgênios (hormônios masculinos) começam a agir efetivamente no corpo da mulher e do homem, começam a produzir diferenças entre os dois sexos que se acentuam cada vez mais. De um corpo sem características ginecóides, a mulher passa a adquirir contornos e formas próprias. O peso de gorduras que se localizam nos quadris, coxas e seios torna-se o dobro daquele adquirido pelo homem na mesma fase. A menina adquire formas suaves e arredondadas e, para isso, a camada de gordura abaixo da pele se localiza em lugares do corpo que, mais tarde, podem acumular gordura demais, como por exemplo, nos quadris e mamas. O homem, por ação da testosterona, reforça sua musculatura e diminui a quantidade de gordura subdérmica. O crescimento muscular dá-lhe contornos androgênicos e sua força aumenta.

A variação ponderal na mulher é mais acentuada que no homem, em função de eventos particulares como ciclo menstrual, contracepção, gravidez, intervenções ginecológicas, problemas afetivos e menopausa.

As diferenças morfológicas de distribuição do tecido adiposo, conforme o sexo, são consideráveis. O desenvolvimento da gordura feminina na parte inferior do corpo – região pélvica, nádegas e coxas – permite conciliar a constituição física a um estoque energético destinado a satisfazer as necessidades da gravidez e do aleitamento. O número de células gordurosas e, mais ainda, o seu conteúdo em triglicérides, determina a importância do tecido adiposo.

Os homens com uma dieta normal não sofrem essas variações e mantêm o corpo com peso e forma relativamente estáveis. Caso ganhem peso, diferentemente das mulheres, aumentam a camada gordurosa principalmente no abdome. O aumento da massa muscular é a transformação mais visível até o período em que começa a declinar a produção de hormônios.

Na menopausa as mulheres tendem a perder a gordura das nádegas, ou seja, "caem as nádegas", adquirindo uma linha mais reta em seu dorso. Os seios, com menos gordura, perdem também um grande elemento de sustentação e tendem a pender sobre os arcos das costelas. Essa tendência pode se inverter com uma terapia de reposição hormonal.

Nos homens, em contrapartida, a testosterona inibe a produção de células gordurosas femorais. É por isso que eles concentram menos gordura nas coxas e nádegas. Esse processo, contudo, se inverte no que diz respeito ao abdome. Resumindo, os homens mais velhos ficam barrigudos e as mulheres com um ar matronal, com ancas largas, sem nádegas e com seios maiores.

Evolução normal do peso

O peso não é estável ao longo da vida. Estudos recentes revelam que, a partir de 25, 30 anos, o ganho ponderal é um fenômeno fisiológico, que continua até aos 60, 65 anos, em ambos os sexos.

O índice corporal (IC) ou de corpulência, se extrai da fórmula: IC = peso/altura^2. Este índice se eleva em 1 kg/m^2 a cada dez anos, o que corresponde a um ganho ponderal de 8 a 10 kg no espaço de 40 anos.

Tanto homens como mulheres, numa população normal, têm evolução ponderal na dependência direta de sua dieta e atividade física. A grande variação está na localização dos depósitos.

A maior parte dos estudos que leva em consideração as variações de peso de uma população tem como objetivo avaliar as consequências em termos de distribuição adiposa das perturbações metabólicas e sua morbidade. Poucos deles, no entanto, se interessam em determinar as causas desses ganhos.

Um estudo realizado na Universidade de Princeton em 2005, com 296 pessoas, desde o seu nascimento até aos 50 anos de idade, revela que, nas mulheres, a corpulência observada antes da puberdade, aparece como um mau sinal para a corpulência que se instala entre os 40 e os 50 anos. Nos homens, inexiste tal correlação. Essa diferença pode ser devido ao aumento de gordura do tecido subcutâneo que acompanha a puberdade feminina.

O quanto se come, aquilo que se come e o quanto se gasta do que se ingere, são os pilares mais sensíveis em termos de equilíbrio ponderal, pois um ganho, teoricamente, só pode resultar de um desequilíbrio entre a ingestão e o dispêndio.

O aumento está sempre ligado à maior quantidade ingerida e à diminuição da atividade física, profissional e de lazer, que deram origem ao maior gasto. Os antecedentes genéticos, bem como o estilo de vida têm igual importância na relação entre ganho de peso e dieta alimentar.

O efeito dos esteróides sexuais sobre a regulação de peso faz suspeitar de sua ação específica sobre o controle da retomada alimentar e o nível de dispensa energética. Os trabalhos que abordam esse tema, além de antigos, oferecem resultados controversos. Para uns, as diferentes fases do estado hormonal e a idade das mulheres conduz a variações do metabolismo basal. Para outros, essas variações são mínimas e independentes do ciclo ovulatório.

O que parece inquestionável é que, se uma mulher entre os 50 e os 60 anos, comer exatamente a mesma coisa que comia entre os 40 e os 50 anos, e fizer a mesma quantidade de exercícios, irá engordar 10 kg. Aos homens não está reservado esse triste destino, mas ao contrário das mulheres, o ganho ponderal e em volume de gordura que se acentua nessa época, mais especificamente no abdome é, com frequência, responsável por doenças cardíacas, principalmente o enfarte do miocárdio.

Conclusão

Em vez de se submeterem a "milagrosos regimes" prescritos por "milagrosos médicos" que incluem "milagrosos medicamentos" por não milagrosos preços, a receita mais eficiente para se manter sadio em relação ao seu peso é fechar a boca e fazer exercício.

Cerca de 10% das vezes em que uma mulher engorda acima de ganhos fisiologicamente normais, pelos eventos já anunciados, esse ganho é fruto de alguma patologia. Quando o homem engorda sabe por que engordou. Comeu e bebeu demais. Num churrasco, a cerveja e as aguardentes destiladas engordam muito mais do que comer a própria picanha com gordura.

A tireóide é, muitas vezes, considerada responsável pela perda da silhueta. Cada tratamento desnecessário aplicado a um pseudo-hipotireoidismo complica mais a vida ponderal do comilão.

Regimes "do alpiste", da "sopa X" ou do "chá Y" foram inventados apenas para dar lucro a quem os produziu.

Lembre-se, o gordo é antes de tudo um mentiroso. Não minta para você. Anote tudo aquilo que você come durante o dia, não esqueça daquela pontinha de pão ou da batatinha frita que você roubou na cozinha. Vai chegar à conclusão de que você come muito mais do que pensa.

Não jogue dinheiro fora com fórmulas emagrecedoras que, quando acabam e você passa para a "manutenção", lhe dão um grande sentimento de culpa porque volta a engordar.

Um bom *personal trainer*, que faça um programa de exercícios adequado à sua idade e uma nutricionista que o oriente quanto à dieta, dão muito mais resultado do que submeter-se a "regimes" acompanhados de medicamentos para tirar sua fome e, muitas vezes, excitar sua tireoide inutilmente.

IV – COMO CONTEMPORIZAR PROBLEMAS

A oxigenação

A memória para fatos recentes diminui, como se nosso computador central estivesse com o "disco" sem espaço e não aceitasse mais informações. Isso implica em uma menor atividade intelectual, até mesmo certa "preguiça mental", e um cansaço que, se não agirmos, tenderá à inércia.

Tremores e tiques também podem ocorrer sem patologias evidentes. No caso dos "tremores senis", completamente diferentes daqueles do Mal de Parkinson, o processo pode ser de dismielinização parcial. A afasia (dificuldade de fala), poderá acontecer pelo mesmo motivo.

Seria como se na rede elétrica de nossa casa, algumas tomadas entrassem em curto e não funcionassem. O defeito pode ser do fio (S.N.Periférico), ou da caixa de fusíveis (S.N.Central). Conforme o defeito, uma pequena parte da rede elétrica é afetada ou uma grande parte entra em falência. Se for só um fio, ele pode crescer de novo. Se for o fusível já é mais complicado, mas nem por isso o problema é irremediável; nesse caso, uma ligação com outro fusível terá que suportar a sua função, mais a corrente elétrica transmitida pelo outro. Veremos mais na frente como fazer isso.

Todas essas falhas ocorrerão por perdas celulares (células nervosas) que, apesar de compensadas, em certo estágio podem ficar deficientes. Entenda-se que a não ser a perda celular, os outros processos que levam a esses sintomas muitas vezes poderão ser tratados como doenças específicas.

Se a célula nervosa necessita de oxigênio para se manter ativa, teremos que providenciar meios para que chegue a ela uma quantidade maior desse elemento. E se o oxigênio chega ao nosso organismo através de vasos sanguíneos, precisamos manter a permeabilidade destes, para, ao mesmo tempo, tornar a sua concentração no sangue bastante alta.

Alguns mecanismos aumentam naturalmente a concentração de oxigênio no sangue cuja fonte principal é a respiração.

Há mais de 5 mil anos os iogues consideram a respiração, um milagre para todos os males humanos. Mary Burmeister, mestre de Jin Shin Jyutsu, declara que: *"Cada respiração bem vivida, faz do ontem um sonho de felicidade e do amanhã o êxtase".*

Respirar bem é, portanto, essencial.

Nossa respiração segue normalmente o ritmo de nossas emoções e do nosso dispêndio de energia. Respiramos mais rapidamente quando estamos estressados ou fazemos exercícios. Nesses dois casos, a respiração fica também mais curta. Ao contrário, quando estamos relaxados e mais calmos, o nosso ritmo respiratório é mais lento e a cada movimento de nossa caixa torácica inalamos uma quantidade maior de ar.

As emoções afetam de tal maneira a respiração, que são comuns as expressões "Ele suspirou de tristeza, ou de alegria" ou "Ele suspirou aliviado", ou ainda "Ele respirou fundo antes de responder". Esse movimento profundo inspiratório a que se dá o nome de "suspiro" é uma resposta às emoções do corpo, que sente necessidade de mais oxigênio. "Bufou de raiva!", sugere que o corpo quer se livrar de sua ira, colocando pela respiração algo de muito ruim para fora.

Pensando na situação inversa, se as emoções exigem uma alteração inconsciente da respiração, porque não provocarmos uma respiração mais profunda e integral quando nos sentirmos submetidos a um estresse, ou quando queremos relaxar? Que tal fazer uso consciente da respiração para se acalmar?

Esse é o princípio básico do Yoga:

"Há um caráter de reciprocidade entre o ar vital e a mente, de forma que a estabilização do ar que inalamos leva a uma estabilização de nossa mente."

Respirar profundamente pode começar como um exercício, mas com o tempo se tornará uma prática rotineira que acontecerá antes que o nosso organismo recorra a ela como recurso extremo.

O objetivo básico do controle da respiração é o de transformar a respiração involuntária, e por isso inconsciente, em uma respiração mais lenta e refinada. A simples observação da respiração é o melhor modo de a controlar, tornando-a tranquila e eficaz para os objetivos a que nos propomos, ou seja, alcançar um estado de contemplação que nos favoreça mentalmente.

Os iogues de origem chinesa reconhecem geralmente quatro tipos de respiração:

1. *Respiração ventosa:* faz sons nas narinas.
2. *Respiração irregular:* silenciosa, mas irregular. Às vezes pára e recomeça.
3. *Respiração não-refinada:* quieta e regular; sendo involuntária, não é pacífica nem agradável.
4. *Respiração correta:* quieta, regular, refinada, por isso muito pacífica e agradável. Traz grande paz à mente e ao coração.

O quarto tipo, a "respiração correta", é mais rapidamente atingido observando simplesmente a respiração. Se a forçar você provavelmente falhará. A respiração pode ser usada como um calmante natural. Respirar é viver. Respirar corretamente, é viver melhor. Através de exercícios específicos você aprenderá a renovar as energias, obter vitalidade e bem-estar emocional.

Uma pessoa sadia normalmente inala e exala ar de 16 a 25 vezes a cada minuto na vigília, e de 8 a 12 vezes durante o sono. São feitas 24.480 trocas respiratórias por dia. No Hatha Yoga se aprende a fazer de 5 a 8 trocas respiratórias por minuto. Segundo seus praticantes isso tranquiliza o sistema nervoso.

Uma respiração completa compreende três fases: abdominal ou diafragmática, torácica e subclavicular.

Quando nascemos, a nossa respiração é totalmente diafragmática ou abdominal; observe um bebê. No entanto, muitos perdem esta respiração espontânea ao longo da vida, seja por questões posturais ou emocionais. Aprender a respirar pelo abdome, usando o diafragma, aumenta a capacidade respiratória e melhora a inalação de oxigênio (diafragma é o músculo que divide o abdome do tórax e é, essencialmente, o músculo da respiração).

No aprendizado da impostação da voz (por atores, locutores etc.) e na arte do canto, ensina-se o domínio da respiração através do abdome. Numa respiração perfeita, inspira-se pelo abdome e enche-se o tórax até atingir a região subclavicular (alto do peito). A expiração é o movimento inverso: alto do peito, tórax e abdome.

Para reaprender a respirar corretamente pelo abdome, recomenda-se que se comece a praticar os exercícios deitado ou sentado, da seguinte maneira:

1º Deite-se, dobre as pernas com os pés separados e próximos das nádegas.

2º Coloque as mãos sobre a barriga, em cima do umbigo.

3º Inspire, sentindo a barriga subindo e expire, sentindo o abdome descendo. Se encontrar dificuldade, ponha um livro sobre o abdome e brinque de elevar e descer o livro várias vezes. Dessa forma você estará ativando o diafragma. Depois de algum tempo, conseguirá fazer este movimento sem o apoio do livro e a sua respiração estará correta. Quando conseguir a espontaneidade do movimento sua respiração produzirá em você uma sensação de calma.

A concentração de oxigênio é maior ou menor de acordo com o lugar onde habitamos. É menor em lugares mais altos. O organismo compensa a menor quantidade de oxigênio das alturas, produzindo uma concentração maior de hemácias ou glóbulos vermelhos no sangue. São eles que carregam o oxigênio dos pulmões para os tecidos. Como são produzidos a partir do ferro, uma boa alimentação que contenha esse mineral é indispensável.

Muitas vezes, para conseguir uma maior concentração dessas células em esportistas de alta performance, os seus preparadores físicos fazem transfusões de sangue com glóbulos concentrados, com retiradas de sangue desses próprios atletas ao longo de alguns meses. Essa medida extrema não é saudável, e pode levar quem a pratica a riscos desnecessários.

Quando, por exemplo, um time de futebol de uma região ao nível do mar ou próxima dele vai jogar em lugares muito altos, a dificuldade de transporte de oxigênio se torna óbvia, por isso os jogadores se cansam facilmente e sua produção física cai rapidamente.

A poluição é outro fator de diminuição do oxigênio do ar. O ar inalado carrega consigo gases poluentes ou substâncias fasciculadas que acabam por bloquear os alvéolos e impedir a boa difusão do oxigênio no corpo.

E também é claro que, se você está lendo este livro para se cuidar melhor nesta época de sua vida, não deve fumar. Se for um dependente de nicotina, o primeiro passo é, indiscutivelmente, largar o fumo.

Refluxo e broncoaspiração

Na transição gastroesofágica existe um esfíncter muscular (como no ânus) que normalmente bloqueia a passagem de material do estômago para o esôfago. No idoso, no entanto, esse esfíncter pode se tornar insuficiente e produzir o refluxo ácido gastroesofágico (RAGE). Chega a 20% sua incidência na população com mais de 60 anos. Esse retorno do conteúdo gástrico para o esôfago pode atingir a traqueia e os pulmões e ser responsável pelo aparecimento súbito de acessos de tosse como também pode causar o aparecimento ou agravamento de asma brônquica (por broncoaspiração). Nem sempre essa sintomatologia é aguda; quando silenciosa pode produzir asmas crônicas.

A asma brônquica por refluxo pode se manifestar de três formas:

1. Aumento da resposta vagal de receptores no esôfago inferior.
2. Aumento da resposta brônquica.
3. Microaspiração de ácido clorídrico, produzindo irritação e edema da mucosa pulmonar.

Outra patologia causada pelo refluxo gastroesofágico é a DRGE (doença do refluxo gastroesofágico). Ela se apresenta de várias maneiras dependendo da intensidade desse retorno. A sintomatologia pode ser semelhante à de uma úlcera gástrica.

O refluxo pode acontecer fisiologicamente após as refeições copiosas. Como o esôfago é constantemente banhado pela saliva, ele não chega a causar qualquer patologia. Entretanto, dependendo da intensidade, pode acometer as cordas vocais e produzir rouquidão, ou pode atingir só o esôfago, de maneira constante, causando esofagites.

Como evitar o refluxo

Não se deve fazer refeições copiosas principalmente à noite, antes de deitar, ou comer muito e ir para a cama depois do almoço.

Procurar diagnosticar se a causa não é uma hérnia de esôfago, em que o esôfago entra no tórax por uma falha de pressão do orifício de passagem pelo diafragma.

A hérnia de diafragma, também chamada de hérnia de hiato (pois o orifício de passagem do esôfago se chama hiato esofágico) é mais comum nas pessoas gordas. Portanto, evitar o sobrepeso é essencial.

Um caminho para parar de fumar

Não é aconselhável tomar medicamentos nem tentar parar de uma só vez. Se está resolvido a ter uma vida saudável daqui para frente vá devagar, sem pressa.

Há quantos anos você fuma? Seu organismo está acostumado a ser estimulado pela nicotina. Os seus hábitos incluem gestos e atitudes que não serão facilmente descartados. Seu psiquismo está dependente não só do cigarro, mas do ato de fumar. O cigarro é acima de tudo um amigo, um companheiro sempre à disposição quando você quer ter prazer! Ele está sempre pronto a suprir sua carência afetiva e está sempre à mão.

Não se pode despedir dele rapidamente. É preciso fazê-lo devagar. Diminua a quantidade um pouco a cada dia.

Programe-se para fumar o último cigarro daqui a 1 ano!

Não se desespere, não pule etapas. O exemplo que se segue pode ser copiado para qualquer quantidade que se fuma; é só fazer o cálculo percentual e se adaptar.

Nos primeiros 3 dias fume, por dia, o dobro do que você acha que fuma. Assim, se fuma 1 maço, fume 2, nem que para isso você tenha que ficar sentado à noite, fumando até alcançar o número programado.

Passados os 3 primeiros dias você deve estar se achando uma chaminé; fume por 21 dias 1 cigarro a menos do que você fumava regularmente. Conte-os e coloque-os no maço pela manhã.

Por um mês, o segundo da sua tentativa, fume 3 cigarros a menos por dia.

No terceiro mês, sua primeira dificuldade: fumar 5 cigarros a menos! Caso não consiga, volte a fumar só 3 a menos no dia seguinte, e continue tentando até que no final do mês você fume 5 cigarros a menos.

No quarto mês, sem dificuldade, você fumará 6 a menos.

No quinto, a segunda dificuldade: fumar 7 a menos. Se não conseguir, faça como no terceiro mês, mas termine o mês fumando 7 cigarros a menos.

No sexto mês diminua 8 cigarros!

No sétimo, 9, mas não ache que pode parar de diminuir devagar. Não queime etapas e não diminua mais do que 9. Calma!

No oitavo mês você fumará metade do que fumava no começo.

No nono mês, coloque-se à prova e fume 14 cigarros a menos, ou proporcionalmente ao que fumava no começo; assim, se fumava dois maços, fume 28 cigarros a menos (e continue com essa proporção).

No décimo mês, 16 cigarros a menos.

No décimo primeiro mês, 18 cigarros a menos.

Quando completar 12 meses, fume seu último cigarro!

Porque deve ser assim e não com uma parada abrupta? Porque o organismo está acostumado com o tóxico (nicotina) e essa dessensibilização deverá ser paulatina para que seja efetiva.

Qualquer pessoa pode conseguir. Basta ter um pouco de força de vontade, ou então, levar um susto com o resultado de algum exame. Para que esperar o susto? Não é melhor parar antes?

Nosso sistema circulatório

Talvez esteja aqui o meio principal pelo qual envelhecemos: a aterosclerose. Como os encanamentos das velhas mansões, os nossos vasos vão sendo obstruídos por substâncias contidas na corrente sanguínea. As gorduras são as causas mais importantes dessas obstruções. Microlesões no leito das artérias acontecem (por exemplo, pela nicotina) e são cobertas por camadas de colesterol, formando as placas ateromatosas.

Aos poucos, a luz arterial diminui e o sangue flui em menor quantidade. As repercussões estão em todos os órgãos. No coração, causam:

1. Dor anginosa por obstrução parcial de uma artéria coronariana.

2. Infarto do miocárdio onde a obstrução total da passagem do sangue leva à necrose (morte) de um pedaço da musculatura cardíaca.

3. Aumento do órgão (hipertrofia cardíaca), pela necessidade de aumento da força do coração devido à dificuldade de o sangue passar pelas artérias do corpo todo.

4. Aumento da pressão arterial.

5. Insuficiência valvular por formação de placas ateromatosas nas válvulas do coração, que ficam endurecidas.

O sistema circulatório é constituído essencialmente por artérias, veias, e uma bomba central, o coração. Esse sistema de canalização humano existe para que o transporte de materiais necessários seja feito a contento para todo o organismo. O elemento básico do sangue são as hemácias. Se compararmos as artérias e as veias a estradas, essas células são os caminhões que, na ida levam oxigênio e na volta carregam o gás carbônico, produzido pelo metabolismo celular, para os pulmões. Percebe-se então que o sistema circulatório exerce uma função fundamental no organismo. Muitas outras funções, além das citadas, são exercidas por ele como via de acesso a todo o organismo. A manutenção da homeostase e a temperatura corporal são algumas dessas funções.

Não é só o fumo que causa lesões arteriais. Alguns metais pesados em lugares poluídos, ou lesões da camada mais interna dos vasos, o endotélio, por doenças crônicas, são outras causas de sofrimento dos vasos.

Sem dúvida, as características genéticas influenciam na maior ou menor probabilidade de desenvolvermos essas obstruções. Existem famílias nas quais elas são muito mais comuns. Geralmente muitos ancestrais dessas famílias morreram de fenômenos tromboembólicos, enfartados, com morte súbita provavelmente por trombose cerebral, e assim por diante.

Estuda-se muito para produzir uma vacina contra a aterosclerose. Hauer e Col. relataram o desenvolvimento de uma vacina que bloqueia o desenvolvimento de antígenos que cooperam com a gênese da placa ateromatosa nas artérias em animais. Ainda estamos na fase das estratégias, mas é possível, como acontece em algumas doenças infecciosas, que a proteção não seja completa e que venha a apresentar alguns riscos pela manipulação da modulação do sistema imunitário.

Quando esse problema for resolvido, a idade média de vida do ser humano chegará provavelmente aos 110 anos.

Considerando que o calibre de qualquer vaso do nosso corpo diminui em caso de estresse devemos procurar levar uma vida tranquila.

Existem dois tipos de estresse, o bom e o ruim. O bom é aquele fisiológico, que nos prepara para nos defendermos de um ataque, do perigo. Imagine que um carro breca abruptamente na sua frente: o que você faz para se defender? O seu corpo providencia condições físicas de reação sem que você tenha consciência. O batimento cardíaco aumenta, os músculos se retesam, a pupila diminui para você enxergar melhor, os pêlos ficam eriçados, o suor aumenta, a adrenalina aumenta e os vasos se contraem tanto que você fica pálido. Esse momento, que faz você brecar rapidamente, é necessário para a própria defesa, mas deve ser tão rápido quanto o tempo de duração da situação estressante.

O estresse ruim é aquele que mantém a reação ao estresse mesmo passado o momento de reagir, é o estresse crônico, constante. Ele desgasta demais, consome muita energia e pode causar problemas, já que há diminuição do calibre dos vasos pela vasoconstrição. Um vaso parcialmente obstruído nessa hora pode atingir a obstrução completa.

Se existe a probabilidade genética desses fenômenos embólicos muito maior deverá ser nosso cuidado para não terminarmos do mesmo jeito que nossos ancestrais. Podemos nos prevenir com:

1. *Dieta adequada, com pouca gordura e pouco carboidrato.*

2. *Manutenção de peso, que deve sempre estar de acordo com a nossa altura.*

3. *Exercícios, para que vários caminhos possam se abrir e nos salvar frente a um acontecimento abrupto.*

4. *Uma vida tranquila, se possível com amparo afetivo de qualidade.*

PARTE

DOIS

OS ESPECIALISTAS

Dr. Edison Iglesias Oliveira Vidal
Dr. Pedro Arlant
Dra. Margarida Cardoso de Almeida
Dra. Deolinda Fabietti
Dra. Maria Olympia França
Dra. Dolores Fabra
Dr. Alexandre Hamam
Dr. Cláudio Lotemberg
Dr. Dan Oizerovici
Zuza Rodrigues
Dr. Pedro Vital
Dr. Leandro Pellarin

QUAL A MELHOR MEDIDA DA SUA IDADE?
Dr. Edison Iglesias de Oliveira Vidal[1]

Considerações iniciais

Acostumamo-nos a considerar os anos de vida como a medida padrão e mais precisa da idade de uma pessoa. Esta ideia é tão arraigada dentro de nossa sociedade que delimitamos arbitrariamente um limiar de idade a partir do qual os indivíduos passam a ser denominados idosos e sequer questionamos o quanto esta definição é adequada ou não. De fato, a maior parte de nós desconhece o fato de que países desenvolvidos e países em desenvolvimento utilizam diferentes referências de idade cronológica para definir quando uma pessoa se torna idosa. No Brasil dizemos que uma pessoa é idosa quando viveu 60 anos ou mais. Já na maioria dos países desenvolvidos, a velhice começaria aos 65 anos. Ainda, na África, 50 anos seria o limiar. Mais interessante ainda é perceber que ao longo da história de um mesmo país, diferentes marcos de idade cronológica estabeleceram socialmente o início da velhice. Por exemplo, na Grã-Bretanha em 1875, definia-se a velhice a partir dos 50 anos de idade.

Cabe então perguntar: "Por que distintos pontos de corte para a idade em diferentes países e épocas?"; "Quando nos tornamos velhos?" e mesmo "Qual a melhor medida de nossa idade?". Para responder a estas perguntas precisamos recorrer à Gerontologia[2], que é o ramo da ciência

---

[1] Geriatra, graduado em Medicina pela UFRJ. Residência Médica pela Faculdade de Medicina de Marília. Mestrado e Doutorado pela UNICAMP. Título de Especialista em Geriatria pela Sociedade Brasileira de Geriatria e Gerontologia. Médico do Serviço de Assistência Domiciliar do Hospital Israelita Albert Einstein.

[2] Outra perspectiva interessante como definição para a Gerontologia é a da ciência que estuda os efeitos do tempo sobre o ser humano. Por este motivo, o símbolo de muitos serviços de geriatria e gerontologia é uma ampulheta ou um relógio de sol.

que estuda o envelhecimento humano em suas diferentes dimensões. A Gerontologia nos ensina que, a despeito do que costumamos pensar sobre o envelhecimento e os idosos, uma das características mais marcantes deste grupo é a grande heterogeneidade que o perpassa. Pensemos na faixa etária pediátrica, a maior parte das crianças de uma determinada idade possui perfis de capacidade funcional semelhantes, sendo relativamente pouco frequentes aquelas que destoam do padrão usual. O mesmo se aplica aos jovens e aos adultos de meia idade. No entanto, quando analisamos os idosos é fácil observar, proporcionalmente, uma grande variedade em termos de desempenho funcional que não tem precedente nas outras faixas etárias. Encontramos desde indivíduos com 60 anos de idade cronológica, que necessitam de auxílio para atividades básicas da vida diária, como tomar banho e vestir-se, até pessoas com 90 anos que são totalmente independentes e têm como hobby saltar de paraquedas.

Ao reconhecer esta heterogeneidade como uma marca do envelhecimento a Gerontologia nos ensina que os efeitos do tempo sobre a humanidade não são os mesmos para todos os indivíduos. Deste modo ela nos sinaliza a presença de uma variedade de determinantes para a forma como cada um de nós envelhece: nosso arcabouço genético, o entorno ambiental e nossa história de vida, que por sua vez engloba nossos hábitos diários, nossas redes sociais e interações com o mundo.

A Gerontologia também nos diz que o envelhecimento é um constructo sóciocultural. Qualquer definição de uma idade a partir da qual denominemos os indivíduos de idosos sempre possuirá um certo grau de arbitrariedade e dependerá de condições próprias de cada contexto histórico-cultural. No século XIX, quando a esperança de vida ao nascer se situava abaixo dos 50 anos, era natural que indivíduos com 50 anos ou mais fossem considerados idosos. De forma semelhante, os papéis sociais e significados associados com o fato de ser idoso no passado são completamente diferentes daqueles que observamos na atualidade ou vivenciaremos no futuro.

Se por um lado devemos ser capazes de reconhecer as limitações quanto à precisão de qualquer definição cronológica para a terceira idade em *termos individuais*, por outro lado precisamos compreender, *no plano coletivo*, a importância do estabelecimento de um consenso sobre um limiar de anos de vida a partir do qual define-se o início da velhice.

A definição da terceira idade em termos coletivos é fundamental para a operacionalização de elementos como a aposentadoria e uma série de direitos e serviços sociais.

Com estas reflexões, não queremos dizer que "tudo é relativo" e que o envelhecimento é uma ilusão. Trata-se de um fenômeno real, com inúmeras repercussões sobre nossos corpos e nossas relações sociais. Por exemplo, podemos afirmar de modo categórico que o envelhecimento cursa com um processo de *homeoestenose*, ou seja, de redução da capacidade do organismo de adaptar-se a situações de estresse fisiológico (ex: infecções, temperaturas extremas, desidratação, baixa luminosidade etc). Portanto, o argumento que pretendemos defender neste capítulo não é o de que o envelhecimento não existe, mas sim de que sua mensuração apenas a partir do ponto de vista cronológico não é suficiente para explicar as mudanças de nosso organismo ou de nossas interações com o mundo neste processo.

Idade biológica / Idade celular

Quando pensamos em um sistema qualquer de mensuração, desejamos que este sistema seja reproduzível em diferentes contextos. A medida de um metro ou de um quilograma deve possuir o mesmo significado em São Paulo, em Nova York e em qualquer outra parte do mundo. O mesmo se dá com o tempo, cuja medida unitária no Sistema Internacional de Unidades (SI) é o segundo. Quem acredita que um segundo corresponde a um sexagésimo de um minuto ou 1/86400 de um dia, surpreender-se-á ao descobrir que atualmente a definição oficial adotada pela maior parte dos países do mundo para um segundo pode parecer um tanto surreal: "O segundo é a duração de 9.192.631.770 períodos da radiação correspondente à transição entre dois níveis hiperfinos do estado fundamental do átomo de césio 133 em repouso e a uma temperatura de 0° K". Esta definição, extremamente precisa, baseia-se na utilização de relógios atômicos para a contagem do tempo e é bastante importante, por exemplo, para pesquisadores do campo da física moderna.

Cabe então questionar se haveria uma espécie de relógio biológico capaz de mensurar a passagem do tempo em nossos organismos. A resposta para esta pergunta é afirmativa. De fato, os ganhadores do prêmio Nobel de medicina em 2009, Elizabeth H. Blackburn, Carol W. Greider e Jack W. Szostak, foram laureados em função de suas descobertas acerca deste "relógio biológico", como veremos a seguir.

Estes autores constataram que as células do corpo humano – e de uma infinidade de outros organismos vivos – possuem um mecanismo dentro de seu código genético que regula, dentre outras coisas, o número de vezes que aquela célula é capaz de se duplicar antes de alcançar a "senescência celular" ou morrer. Este mecanismo registraria uma medida do "tempo de vida útil" que resta àquela célula, ou seja, sua idade biológica. O nome científico deste relógio é *telômero* e corresponde à porção terminal dos cromossomos, que por sua vez são a forma de armazenamento de nosso código genético dentro de nossas células.

Faremos uma analogia bastante simplificada para que o/a leitor(a) leigo(a) consiga visualizar a ideia dos cromossomos e dos telômeros. Primeiramente imaginemos que nosso código genético é armazenado na forma de filamentos entrelaçados, como cadarços de sapato. Lembremos agora que todos os cadarços possuem na sua porção final uma parte que é envolta por um plástico, que impede o cadarço de se desfazer ou se desenovelar. De acordo com esta metáfora, os cadarços seriam nossos cromossomos e os telômeros representariam aquela parte final do cadarço que é protegida por um plástico. Do mesmo modo como a porção final do cadarço tem a função de manter a estabilidade e a forma do cadarço, os telômeros têm a função de manter a estabilidade estrutural dos cromossomos. Agora imaginemos que, a cada vez que a célula se divide em duas, os telômeros se encurtem um pouquinho. Se a célula se dividir por um determinado número de vezes, eventualmente os telômeros podem ficar tão curtos a ponto de a célula não mais poder se dividir e entrar na chamada senescência celular. Nesta fase de "envelhecimento", além de não poderem mais se multiplicar, as células executam com maior dificuldade diversas de suas funções. Outras possibilidades para quando os telômeros se tornam muito curtos são que os cromossomos tornem-se geneticamente instáveis, ocasionando a morte da célula ou ainda propiciando o desenvolvimento de um câncer.

Portanto, descobriu-se que o envelhecimento celular estava associado ao encurtamento progressivo dos telômeros e que havia uma correlação entre seu comprimento e a "idade" da célula. Sendo assim, podemos dizer que, de certa forma, telômeros curtos correspondem a células mais velhas, enquanto telômeros longos correspondem a células mais jovens. Mais do que uma medida de "envelhecimento celular", diversas pesquisas demonstraram que telômeros curtos são associados a uma maior mortalidade e a uma frequência aumentada de doenças cardiovasculares (ex: infarto do miocárdio e acidente vascular cerebral), demências, diabetes e câncer.

Em um primeiro momento pensava-se que com a passagem do tempo e a ocorrência de múltiplas divisões entre as células, os telômeros sempre se tornariam mais curtos. Todavia, observou-se que isto nem sempre ocorria e que havia casos em que mesmo com o passar do tempo e a ocorrência de muitas divisões celulares, os telômeros não se encurtavam ou até mesmo se alongavam! Este mistério posteriormente foi explicado pela descoberta de uma enzima que tem a propriedade de alongar os telômeros. Esta enzima foi denominada de *telomerase*. Isto equivale a dizer que existe um mecanismo natural que promove algo como o "rejuvenescimento" celular.

Outras pesquisas revelaram mais elementos extremamente interessantes, como por exemplo, que viver sob grandes níveis de estresse* é associado a um maior envelhecimento celular e que a adoção de hábitos de vida saudáveis (ex: prática de exercícios físicos regulares, alimentação saudável, não fumar, meditação e técnicas para controle do estresse) associam-se com um aumento da atividade da telomerase, a qual contribui para a promoção do rejuvenescimento celular.

---

* É interessante notar que neste caso o que conta não é apenas a intensidade e o tipo das situações estressoras, mas sobretudo a percepção dos indivíduos acerca do grau de estresse a que estão cronicamente submetidos. Ou seja, entre dois indivíduos expostos a experiências estressantes semelhantes, aquele que conseguir lidar melhor com as circunstâncias, mantendo o equilíbrio possível, será menos afetado do ponto de vista do envelhecimento biológico.

Implicações dos conhecimentos atuais sobre a idade biológica

Estas descobertas nos ajudam a pôr em perspectiva a questão de nosso envelhecimento. Nossa sociedade acostumou-se a pensar neste processo apenas em termos cronológicos, imaginando o tempo como um inimigo implacável. Ora, a ciência moderna através de suas descobertas nos ensina que envelhecemos de modo diferente, de acordo com a forma como vivemos. Ou seja, podemos envelhecer mais rápido se adotamos maus hábitos de vida (fumo, sedentarismo, mau controle do estresse, dieta inadequada etc.) ou mesmo rejuvenescer em certa medida se nos empenhamos na direção oposta. Se por um lado podemos afirmar a inexistência de uma pílula mágica capaz de nos rejuvenescer, por outro lado podemos encontrar em nós mesmos, em nossas atitudes e escolhas, o caminho para o rejuvenescimento possível.

Idade social / Idade cultural

Falamos sobre a forma como envelhecemos do ponto de vista celular, abordaremos agora a questão do envelhecimento sob a perspectiva sóciocultural. Quando analisamos a forma como nossa sociedade e a maioria de nós pensa sobre o envelhecimento é fácil perceber que predominam ideias negativas associadas a noções de perda e limitações. Tendemos também a considerar estas ideias naturais e universais, enfim, como se fossem a única forma de ponderar sobre o envelhecimento.

A antropologia nos ensina exatamente o oposto. Ela revela a nossos olhos surpresos que existe uma infinidade de outras formas de pensar e tratar o envelhecimento em nosso pequeno planeta. Alguns exemplos interessantes são os dos *nuer*, grupo étnico do Sudão, e dos *bambara* do Mali. Para os *nuer* a idade de um indivíduo é um dos elementos mais importantes para a atribuição de sua posição social e hierárquica na sociedade. Os mais jovens devem respeito e deferência aos mais velhos, que são encarados como membros superiores da sociedade. Já os *bambara* percebem a velhice como uma conquista. "Para eles, o envelhecimento é concebido como um processo de crescimento que ensina, enriquece e enobrece o ser humano. Ser velho significa ter vivido, ter criado filhos e netos, ter acumulado conhecimento e ter conquistado, através destas experiências, um lugar socialmente valorizado". Já os índios *cuiva*, da Colômbia, agem como se a velhice não existisse. Isto se daria em função do importante papel dos ideais de igualdade e homogeneidade que estruturam sua sociedade. Nesta sociedade não há uma idade a partir da qual as pessoas são consideradas velhas. Uma vez que o indivíduo tenha abandonado a infância e ingressado no grupo dos adultos, ele será tratado como tal, até sua morte. Ninguém é considerado velho demais para tomar determinada decisão ou realizar qualquer atividade desempenhada pelos demais adultos.

Obviamente isto não quer dizer que os corpos das pessoas com idades mais avançadas nestas sociedades também não sofram mudanças associadas aos efeitos da passagem do tempo. O elemento que deve ser ressaltado é a forma como estes fenômenos são interpretados, e os significados que o envelhecimento adquire nestes grupos culturais. Aliás, uma das melhores definições para o conceito de cultura é a de "universo de significados que permite aos indivíduos de um grupo interpretar sua experiência e guiar suas ações". Nossa intenção com estes relatos é apenas a de enfatizar o fato de que não existe uma visão universal, natural e inequívoca sobre o que significa envelhecer enquanto ser humano.

Propomos então o conceito de *idade social*, como aquele que representa os diversos papéis que são julgados cultural e socialmente como adequados ou inadequados para diferentes indivíduos em uma variedade de faixas etárias. Trata-se de uma questão dinâmica onde interagem ao mesmo tempo o olhar da sociedade sobre o idoso e o olhar do idoso sobre ele mesmo. Hoje consideramos como adequados para os idosos uma série de hábitos e maneiras de se portar e de se vestir que há 50 anos atrás certamente seriam tidas como inapropriadas.

Implicações da noção de Idade social

Por um lado, ao menos no curto prazo, não podemos exercer uma influência direta sobre a forma como nossa sociedade enxerga os idosos e o processo de envelhecimento. Por outro lado, a partir da compreensão de que não há uma universalidade para o significado do envelhecimento e daquilo que é ou não apropriado para esta fase da vida, podemos nos sentir um pouco mais livres para reinterpretar e reinventar nossos papéis e nossas histórias de vida em busca da felicidade, em qualquer faixa de idade cronológica na qual nos encontremos.

Conclusão

O envelhecimento é um processo heterogêneo e multifacetado. A melhor medida de nossa idade não é o número de anos decorridos do nascimento até a data corrente, mas o produto da forma como vivemos e de como enxergamos os outros e nós mesmos no mundo. Devemos abandonar a ideia de envelhecer enquanto um processo estático ao qual nos submetemos passivamente e abraçar a perspectiva dele como um processo dinâmico, repleto de inter-relações biológicas e sociais, frente ao qual possuímos graus variáveis de autonomia e capacidade de influir ativamente em seu percurso.

SISTEMA NERVOSO
Dr. Pedro Arlant[1]

O sistema nervoso possibilitou ao homem uma progressiva adequação e controle do meio ambiente quando, há milhares de anos, executava apenas as duas tarefas biológicas mais básicas – sobreviver e reproduzir.

Devido às condições precárias em que vivia, o homem primitivo era acometido pelas condições adversas: clima, condições sanitárias e total passividade às enfermidades.

Após centenas de anos de vida sedentária em grupos, passaram para a fase de caçadores e coletores errantes de raízes e frutos. Nesta altura, já tinham adquirido os mecanismos de comunicação e linguagem (e o mais importante de tudo – a memória verbal), com os quais podiam transmitir informações importantes como os locais da caça abatida, água e frutos.

Com linguagem e memória, o homem pôde então se fixar e, pela primeira vez, transmitir técnicas de agricultura básica, há cerca de 10 mil anos atrás. Este fato foi determinante para que ele começasse a viver mais e a envelhecer. No entanto, na própria Idade Média a expectativa de vida não passava dos 30 anos, no máximo chegava aos 40!

Foi no século passado que presenciamos o grande aumento da longevidade humana, atingindo hoje em dia os 80 anos ou mais nos homens e mulheres europeias e japonesas. Este desenvolvimento que a seleção natural possibilitou ao cérebro fez com que surgisse, agora, o envelhecimento e suas consequências: vamos falar aqui das relativas ao cérebro e a sua vida útil.

---

[1] Médico pela FMUF do Paraná, 1970; Neurocirurgião pela Sociedade Brasileira de Neurocirurgia, 1978; Residência Médica na Faculdade de Medicina de UTAH, USA, 1976; Diplomado pela Sociedade Americana de Neurocirurgia, 1987; Neurocirurgião do corpo clínico do Hospital Sírio--Libanês.

Um dos maiores atributos do cérebro humano é acumular conhecimento no decorrer do tempo. Este depósito de conhecimento memorizado se baseia em dois fatos anatômicos:

1. as células cerebrais ou neurônios são geneticamente preparadas e determinadas para o armazenamento de certo tipo de informação, específico para cada espécie.
2. essas células estabelecem conexões entre si através dos axônios e das sinapses, facilitadas por substâncias químicas e seus locais de atuação.

Os receptores (neurônio, o "CPD", axônios, o "cabeamento", as sinapses, "memória RAM", neurotransmissores e receptores, "a corrente elétrica", por analogia) que vão constituir e possibilitar a memorização da experiência pessoal de cada um e a gradual acumulação do conhecimento.

Por este fato, a célula nervosa não se reproduz ou divide, o que quebraria o depósito de memórias retidas, envelhecendo os neurônios da mesma forma que o seu possuidor, ficando à deriva.

Todo idoso se queixa frequentemente de declínio de suas funções cognitivas, em outras palavras, crescente dificuldade com a atenção, orientação no tempo, espaço e pessoa, julgamento, abstração ou planejamento de ideias novas, hierarquização de tarefas do dia a dia. Mais que tudo, da memória, sua rapidez de resposta, habilidades visuais e espaciais, enfim, flexibilidade mental.

Qualquer comparação baseada em testes neuropsicológicos entre um grupo de pessoas de 20-30 anos e outro de 80-90 anos irá mostrar sempre, para estes últimos, uma menor nota de aproveitamento. Também existe evidência científica bem fundamentada que mostra que indivíduos idosos apresentam, em média, um menor número de neurônios. Com isso, um volume do córtex ou camada cerebral onde estes últimos se encontram, diminuído, menos conexões e receptores de substâncias que facilitam a comunicação, menor índice metabólico do cérebro (consome menos glicose e oxigênio) e, finalmente, menos fluxo de sangue para o cérebro devido ao estreitamento das artérias (arteriosclerose).

Felizmente para os idosos, há um problema que surge quando se deseja utilizar estas informações para inferir a natureza, magnitude e universalidade dessas mudanças na vida dos indivíduos. Em outras palavras, não existe uma causalidade direta entre sinais de envelhecimento cerebral e senilidade. Por exemplo, o exame microscópico do cérebro de Albert Einstein mostrava sinais de senilidade das células, quase que indicativas de um estado de demência, e ele foi um indivíduo que se manteve lúcido até o fim de sua vida.

Existem outras causas que precipitam o envelhecimento precoce do cérebro, como por exemplo o estresse e distúrbios mentais, hipertensão arterial, acúmulo de substâncias oxidativas, traumas cranianos, diabetes, doença das artérias e assim por diante.

O amadurecimento ou envelhecimento do vinho é uma boa analogia. A passagem do tempo pode melhorar a qualidade do vinho, mas somente os vinhos de boas cepas ou que foram mais bem cuidados envelhecem bem.

Para que se entenda melhor o envelhecimento, vamos rever alguns fatos biológicos do cérebro.

O cérebro de um adulto contém, aproximadamente, 200 bilhões de neurônios. Estudos com técnicas estereológicas (medições tridimensionais) mostraram que o cérebro de indivíduos de 90 anos tem 10% menos neurônios que o cérebro de indivíduos de 20 anos. Esta poderia ser a base biológica em que se substanciaria o aparecimento da senilidade cerebral. Opostamente, outros estudos questionam esta perda, não havendo relação direta entre perda de volume cerebral e aparecimento de disfunção cognitiva.

Concluímos então, que o envelhecimento em indivíduos sadios e sem outras intercorrências como doenças e hábitos deletérios (diabetes, hipertensão arterial, tabagismo, dependências químicas, obesidade, vida sedentária etc.), está associado a uma perda de volume cerebral que não se acelera com o avanço da idade. Certamente, todas as comparações com base nas funções cerebrais como inteligência e memória entre jovens e idosos, sofrem do que se chama viés metodológico da pesquisa. Em outras palavras, alguns idosos dos estudos provavelmente já apresentavam envelhecimento patológico, isto é, já tinham problemas de demência que não haviam sido diagnosticados, tornando seus resultados de pouca validade e comprovação científica.

Boas notícias para os idosos advêm de estudos que mostram que, mesmo com a perda de neurônios e sinapses, as células e conexões que permanecem aumentam sua eficiência através de novas redes de comunicação e, possivelmente, o aparecimento de novos neurônios, o que é surpreendente. Tudo indica que o cérebro do idoso, aparentemente, ainda possui plasticidade, ou seja, pode se reorganizar e aumentar sua capacidade de retenção se tiver estímulo para isso. É o que acontece através de esforços continuados e exercícios como leitura e atividade intelectual em geral. É difícil aplicar esta plasticidade em indivíduos que se deixam contemplar passivamente televisores, 4 a 6 horas por dia.

Não obstante, a persistência cerebral no idoso, que possibilita uma estabilidade cognitiva no processo de envelhecimento, parece não ter nenhuma vantagem na escala da biologia evolutiva. Em outras espécies, a seleção natural privilegia variações genéticas que aumentam a chance de sobrevivência e reprodução, beneficiando seus descendentes.

Numa análise mais abrangente, constatamos que a necessidade de promover um envelhecimento mais prolongado e saudável em termos de cognição ou inteligência surgiu com o aparecimento da civilização. Indivíduos que vivem mais e mantêm suas capacidades intelectuais, têm maiores chances de avaliar suas experiências e transmiti-las para as novas gerações. Este processo promove o surgimento de uma civilização mais qualificada que oferece à sua população uma chance maior de sobrevivência, maior sucesso e aprimoramento do fruto da reprodução da espécie.

Em suma, apesar de o envelhecimento aumentar a probabilidade de perda de neurônios, sinapses, neurotransmissores e cognição ou inteligência, um envelhecimento com preservação do intelecto é uma possibilidade biológica e totalmente compatível com a evolução do cérebro humano, já que este, no processo de envelhecimento, apresenta uma considerável capacidade de se reorganizar (plasticidade). Todas as informações disponíveis sobre "senilidade intelectual", envelhecimento cerebral ou "esclerose do idoso", refletem assim variáveis não confiáveis.

Apesar de toda essa possibilidade otimista para o idoso saudável, e sem outras doenças predisponentes, que acabamos de comentar, é necessário levar em consideração que, envelhecimento, embora não seja sinônimo de doença mental, reflete um período da vida mais vulnerável às doenças demenciais como o Mal de Alzheimer e muitas outras.

SAÚDE BUCAL NO ENVELHECIMENTO
Dra. Margarida Cardoso de Almeida[1]

A odontologia tem um compromisso com todo o ciclo de vida das pessoas, desde a gestação até os últimos momentos.

Com o progresso da medicina e das demais áreas da saúde, a expectativa de vida tende a aumentar e, consequentemente, indivíduos com idade mais avançada procuram os cuidados de profissionais e exigem estudos mais específicos na área da odontogeriatria.

Com relação à demografia dos idosos no mundo inteiro é consenso que está ocorrendo um envelhecimento progressivo das populações, mesmo nos países considerados jovens como o Brasil. Dados do IBGE de 2002 mostram uma inversão na pirâmide populacional que deverá levar nosso país a cerca de 34,3 milhões de pessoas com mais de 70 anos até o ano 2050.

Segundo estudos científicos, todo ser humano poderá viver, a partir do meio deste século, em condições adequadas de alimentação e vida, até aos 150 anos. Na Roma Antiga a expectativa de vida era de apenas 22 anos!

O processo de envelhecimento é irreversível, por isso é importante saber como ele ocorre e como pode ser alterado para aumentar a expectativa de vida das pessoas de forma geral e de suas condições dentárias também.

Na odontologia, a eliminação ou a diminuição dos fatores que levam à perda dentária (cárie, problemas periodontais, alimentos inadequados da

---
[1] Cirurgiã dentista, formada pela FOB-USP em 1975. Especialista em Cirurgia e Traumatologia Buco-maxilo-facial pela Sociedade Brasileira de Cirurgia Buco-maxilo-facial.

dieta e não removidos durante a higienização), também ajuda as pessoas a se alimentarem melhor e a mastigar produtos com nutrientes mais adequados para seu organismo.

Uma pessoa que se alimenta corretamente consegue manter melhor sua saúde. Podemos por isso dizer que os dentes ajudam na obtenção de uma longevidade saudável.

No nosso corpo durante a vida acontecem muitas mudanças dos tecidos, músculos, ossos e dentes. Algumas mudanças nas estruturas orofaciais podem ser consideradas como alterações da idade, outras podem ser relacionadas a doenças ou como uma combinação de ambas. Variam também de acordo com cada pessoa e suas condições físicas e psíquicas ao chegar a idades mais avançadas.

A mucosa bucal e a gengiva refletem diversas condições alteradas do organismo, por isso podemos dizer: "A boca é o espelho da saúde geral do indivíduo".

A estrutura das fibras gengivais torna-se mais irregular com os anos, permitindo maior infiltração bacteriana no ligamento entre dente e gengiva, que se agrava com a diminuição do fluxo salivar. Daí a importância de maior prevenção com visitas mais constantes ao dentista. O conselho de melhor higienização nesta fase etária é devido à maior possibilidade de resposta inflamatória gengival com o passar dos anos. Existe ainda o problema do idoso avançado que perde a habilidade manual, quando mais precisaria de higiene bucal realmente eficiente.

Atualmente há uma grande preocupação com a correlação entre doenças periodontais e doenças cardiovasculares. Outros problemas sistêmicos estão de alguma maneira envolvidos no avanço da doença periodontal como diabetes e fármacos de uso contínuo. Estas e outras situações criaram um maior laço entre médicos e dentistas.

Através do sistema mastigatório – dentes, ossos, músculos, mucosa, língua, glândulas e anexos – chegam ao interior do organismo os indispensáveis nutrientes na busca da manutenção da saúde. Portanto, o cuidado na manutenção deste sistema é um caminho seguro e importante para atingir o objetivo da longevidade.

Com o passar dos anos acontecem importantes mudanças fisiológicas, psicológicas e anatômicas que afetam todos os sistemas corporais como, por exemplo, a diminuição da concentração de cálcio nos ossos. Na maxila e na mandíbula a reabsorção óssea decorrente da idade manifesta-se com diminuição do osso que circunda os dentes; o tecido gengival acompanha esta alteração e, aparentemente, os dentes "ficam maiores". Este processo na verdade pode ocorrer a partir dos 20 anos. A capacidade de autorregeneração e cicatrização nos ossos, assim como em outros tecidos, diminui com o passar dos anos. Ocorre uma significativa redução da espessura dos vasos e artérias que irrigam os ossos da face, levando a uma menor irrigação dos mesmos e consequente demora na recuperação após cirurgias ou traumas.

Uma certa perda, lenta e progressiva, da resistência e tonicidade dos músculos da boca e gengivas também ocasionam tempo de contração e respostas mais lentas nas mulheres, porque estas possuem geralmente menor tonicidade muscular que os homens. O decréscimo de potência muscular é ainda mais visível quando houve perda dos dentes posteriores (molares).

A perda da tonicidade e da massa muscular envolve pele, tecido conjuntivo e ossos, por estarem intimamente relacionados, gerando um visual característico com depressões faciais.

A falta de dentes posteriores afeta o trabalho da ATM (articulação temporomandibular), podendo causar dores musculares e espasmos limitando o movimento de abertura da boca.

O desgaste causado por escovação traumática (cerdas duras das escovas), a presença de restaurações com excesso de material, higiene oral inadequada e uma dieta cariogênica (com muito açúcar), podem aumentar a recessão gengival que já iria ocorrer com a idade: parte da raiz do dente fica exposta ao meio bucal, levando à sensibilidade local na presença de alimentos gelados e doces e às sensações dolorosas no ato da escovação.

Muitos problemas de saúde podem hoje ser atenuados por uma intervenção odontológica segura, que mantém ou recupera o sistema mastigatório, orientando-se sobre dietas corretas afim de melhor formar o bolo alimentar, o que facilita o trabalho do sistema digestivo e mantém a estética desejada. Isto é facilmente conseguido através de cuidados odontológicos regulares.

Todas as modificações ocorridas nos dentes são adquiridas durante a vida e variam de acordo com os hábitos de cada pessoa. O dente muda de posição, de forma e de cor com a idade. Sua forma é alterada por desgaste e atrito com os alimentos mais sólidos. As linhas e contornos mais salientes dão lugar a uma aparência mais plana.

As dietas hoje são mais processadas e mudaram o desgaste oclusal dos dentes, gerando maior acúmulo de alimentos na gengiva e tornando mais significativo o problema gengival e periodontal.

A mudança de cor dá aos dentes idosos um padrão de reflexão da luz diferente do que existia nos dentes mais jovens. O escurecimento e a perda geral da translucência são alterações comuns com o passar dos anos. É importante ouvir a opinião de um bom profissional ao reabilitar os dentes para seguir um padrão de cor compatível com a idade, já que muitas mudanças também ocorrem na face, tez, estatura e cabelos. Outra ocorrência de grande importância é o aumento de fraturas no esmalte dos dentes após os 61 anos.

Desde 1980, a odontologia em geral passou a ser encarada de uma maneira mais atenta e preventiva. Esta nova geração, que passou a se preocupar mais com a saúde bucal, sem dúvida sentirá seus efeitos benéficos em idade mais avançada.

Certamente num futuro bem próximo, as próteses totais, popularmente conhecidas como "dentaduras", deixarão de existir, não só pelas avançadas técnicas cirúrgicas de implantes como, principalmente, pelos cuidados em relação à prevenção e higiene bucal, permitindo a todos uma boca saudável por toda a vida.

CUIDANDO DO IDOSO
Dra. Deolinda Fabietti[1]

Envelhecimento saudável é possível?

"Gosto de descobrir o verdor num velho e sinais de velhice num adolescente. Aquele que compreender isso envelhecerá talvez em seu corpo, jamais em seu espírito." (Cícero, 2001:32)

Político influente, jurista, orador e filósofo, Marco Túlio Cícero nascido em 106 a.C. fala sobre a arte de envelhecer com muita modernidade. O envelhecimento é comum a todos e será ou não saudável dependendo do caráter e temperamento de cada um.

No decorrer do século XX tivemos a expectativa de vida dobrada, o que significa viver até aos 70, 80 anos em condições físicas às vezes muito boas. Morrer mais tarde trouxe para as famílias uma nova dinâmica, ou seja, estamos aprendendo a lidar com um parente de idade mais avançada. Atualmente é difícil encontrar uma família que não tenha alguém com 70, 80 anos em condições físicas nem sempre ideais. Envelhecer implica perda do vigor físico, acompanhada de doenças crônicas como hipertensão e diabetes, mas isto não significa limitação, e o idoso pode continuar a levar uma vida normal. Estudos e pesquisas confirmam que o declínio físico é um dos fatores que causam o primeiro impacto negativo frente à velhice. No entanto, não são poucas as pessoas que

---

[1] Formada em Filosofia na PUC, São Paulo, 1974; Mestre em Gerontologia Social pela PUC, São Paulo; Supervisora e Coordenadora dos Cursos de Pós-Graduação da Alquimy Art: Especialista em Arteterapia pelo Sedes Sapientiae; Coordenadora de Oficinas Terapêuticas em Gerontologia no Sedes Sapientiae.

envelhecem e chegam aos 80 anos em plena atividade sem passar pelo processo de decrepitude física e intelectual que tanto nos assusta.

Algumas pessoas levam suas vidas como pesados fardos, negando e abominando sua aparência fragilizada, enfraquecida e enrugada – essa postura pode desenvolver a depressão senil. Este é um quadro que exige atenção e muito cuidado. O índice de suicídio no idoso é muito alto. Considerando que o seu tempo passou, que sua vida, bem ou mal, foi vivida, ele não ameaça, executa.

A depressão pode apresentar uma reclusão social progressiva com tendência ao sedentarismo, déficit cognitivo, perda de autoestima e abandono de auto-cuidados. Paralelamente, as doenças crônicas existentes passam a limitar fisicamente, agravando o problema mental e remetendo para um novo patamar de dependência, no qual será necessária assistência continuada para a realização das atividades mais básicas da vida cotidiana, como comer, vestir ou tomar banho.

A consequência direta das limitações físicas é o isolamento social, uma estagnação e possível depressão, que leva o idoso à crença de que seu tempo acabou. A perda de um ente querido, a falência econômica, uma doença incapacitante, um distúrbio mental, um acidente, são eventos cotidianos que podem, juntos ou isoladamente, comprometer a capacidade funcional de um indivíduo.

Demências e outras ocorrências

Infelizmente não podemos falar em envelhecimento sem considerarmos o fardo da degeneração física. Manter a saúde psíquica e emocional, pode, e muito, evitar ou retardar tais ocorrências. A que mais assusta e preocupa é a demência.

Só 15% das pessoas com mais de 60 anos apresentam demência em qualquer de seus tipos. É importante que se saiba que a perda de memória é fato comum após essa idade, isso não quer dizer que estejamos diante de um possível caso de demência em evolução. Para a maioria das pessoas, nessa fase da vida, as experiências somadas superam, em muito, um possível decréscimo da memória e um declínio físico, permitindo que a existência continue plena de satisfações e alegrias.

Ela é uma síndrome, ou seja, um conjunto de sinais e sintomas físicos e psíquicos, e apresenta três características principais:

1. Esquecimento e perda de memória;
2. Comportamentos estranhos não comuns àquela determinada pessoa como choro fácil, insônia, agitação;
3. Perda de habilidades comuns da vida diária, como vestir-se, comer, dirigir, além de se perder com facilidade.

Além dessas características, a perda de raciocínio abstrato, desorientação no tempo, incapacidade de julgamento, alteração de personalidade e perda de iniciativa, acontecem em diversos estágios da síndrome. A demência senil é normalmente causada por alterações na irrigação cerebral. Entretanto, a mais comum, é chamada de Mal de Alzheimer. Em indivíduos com mais de 60 anos (2%), aparece uma alteração da personalidade, do pensamento abstrato, do julgamento, da afetividade e, principalmente da memória, um desinteresse com hobbies, perda de competências e dificuldade em tomar decisões.

A evolução é lenta com períodos de melhora que não se mantém. Normalmente uma irritação crônica se estabelece e o isolamento social se torna mais intenso. A incapacidade de aprender algo novo é muito característica do Mal de Alzheimer. A dificuldade para se vestir, o desleixo consigo mesmo contribuem para o diagnóstico.

A constatação do Mal de Alzheimer é feita somente a partir de biópsias cerebrais, entretanto, testes cognitivos, ressonância magnética, tumografia computadorizada com emissão de pósitrons, afastam outras patologias e podem se aproximar em até 80% de diagnóstico de certeza.

É fundamental considerarmos aqui o papel do Cuidador

Considerando o próprio cônjuge como Cuidador, temos um idoso cuidando de outro idoso. Os casais se mostram tão ligados, que com grande dificuldade aceitam a ajuda de um terceiro elemento na preservação da condição de vida diária do outro. É um momento delicado e compreensível. Pensem o que significa para um cônjuge presenciar seu parceiro em plena decadência física e mental. Alguém que teve uma posição de destaque e respeito, de repente, não é mais capaz de dirigir e conduzir suas ações. Aos filhos, cabe a difícil tarefa de acolher e compreender essa dor. De nada valem a impaciência e impertinência frente ao óbvio da inadequação do trato.

Outro caso comum é o Cuidador filho, geralmente, do sexo feminino, assumindo todo o encargo. É um desgaste fenomenal e é comum presenciarmos irmãos se distanciando de tais encargos por alegarem não terem forças para "suportar tamanha dor".

É verdade também que, com a evolução da doença, é recomendável e saudável que os pacientes sejam encaminhados para clínicas especializadas. Há uma linha limítrofe entre o possível e o inviável. Nós latinos, ainda temos um forte sentimento de culpa ao tomarmos tal decisão. Sentimo-nos fracos e injustos. Mas nesse lugar, o ente querido terá melhor assistência e nossa presença, por conta da degeneração, não é mais percebida. Um mundo novo é criado e a convivência com outros pacientes no mesmo estado pode até trazer um pouco mais de vivacidade a esse paciente pois as clínicas tentam preencher o tempo com vários recursos desenvolvidos para esse fim como arteterapia, musicoterapia, contação de histórias, visita de animais, e tantas outras atividades. Participante ativo ou não, a simples presença nesse espaço já é um fator de interação. Em nossas casas o isolamento às vezes é inevitável.

Outras demências que nada têm a ver com a velhice são a pós-sífilis, (sífilis nervosa) após múltiplos infartos que ocorre nos hipertensos, a depressão que pode causar demência, mas sem déficit cognitivo, a da hidrocefalia com pressão normal que causa incontinência urinária. Além dessas, pode ocorrer demência no Mal de Parkinson, na Coreia de Huntington e em outras patologias cerebrais.

A demência normalmente começa de forma furtiva e se acentua com o tempo, fazendo com que o indivíduo acabe por se "desligar da sociedade que o rodeia" vivendo num mundo próprio, isolado!

A saúde e a doença

A saúde hoje não é mais medida pela presença ou ausência de doença, mas pelo grau de preservação de nossa capacidade funcional.

Nossa sociedade clama por um corpo jovem, saudável e belo. No entanto, olhando para o espelho, não é esse o corpo reconhecido. Homens e mulheres, cada um com suas características e valores, passam a se cobrar e a desenvolver atitudes nem sempre aceitas pela sociedade. Imagine um ente querido, com 80 anos, saltando de paraquedas. Para alguns, pode parecer o máximo de amor à vida, à aventura, para outros, uma tentativa velada de suicídio e assassinato.

Essa atitude mostra a energia que pulsa dentro desse idoso de modo a dar-lhe a sensação da liberdade conquistada, tantas vezes desejada e não realizada.

O que está em jogo é a autonomia, ou seja, a capacidade de determinar e executar seus próprios desígnios. Chegar aos 80 anos com a capacidade de gerir sua própria vida e determinar quando, onde e como se darão suas atividades de lazer, convívio social e trabalho, é certamente um privilégio e sinal de uma pessoa saudável e integrada socialmente.

Envelhecer saudavelmente significa, portanto, o resultado da interação multidimensional entre saúde física, saúde mental, independência na vida diária, integração social, suporte familiar e independência econômica. O bem-estar na velhice, ou saúde num sentido amplo, é o resultado do equilíbrio entre as várias dimensões da capacidade funcional do idoso, sem necessariamente significar ausência de problemas em todas as dimensões.

Um casal constrói a sua família a partir de sonhos e ideais. Os filhos nascem e tudo gira em torno da criação e de sua formação. O tempo passou e de repente, um encontro: o casal se vê a sós. A aposentadoria se anunciou e os filhos... Qual a nossa função a partir de agora?

Silêncio e medo. É a síndrome do "ninho vazio". A profunda tristeza que os pais enfrentam quando os filhos deixam o lar. É um sentimento relativamente comum nas pessoas que ao longo dessa jornada deixaram que suas identidades se perdessem. A mulher sente-se inútil, já que não precisa mais desenvolver o papel de mãe. Os dias ficam tristes e a vida parece sem sentido. É um problema bastante comum que acomete mais as mulheres, mas que se faz muito presente nos homens também. O casal terá de compartilhar e redescobrir os prazeres a dois. Contudo, o momento que deveria ser encarado como uma possibilidade de reaproximação corre o risco de se transformar em uma verdadeira guerra.

Ao longo da nossa vida fomos estimulados a valorizar somente as ações dinâmicas e vigorosas de empresários, executivos e figuras de grande destaque. O velho, tendo cumprido seu papel de mantenedor, tende a ser escondido e banido de qualquer possibilidade de ação, criando-se verdadeiros guetos de isolamento e negação. Um lugar seguro, mas nem sempre digno, para uma morte implacável e cruel.

Pensar em aposentadoria pode parecer para muitos o fim de uma longa jornada, a perda de status, de autoridade e autonomia. Porque não pensar justamente no mérito de gozar o seu tempo, sem obrigatoriedade de horário, com autonomia para ir e vir do seu cotidiano? Aposentar-se não significa parar no tempo, muito pelo contrário, é tempo de gozar sua experiência, sabedoria e conduzir seu aprendizado para outras ações. É tempo de novos projetos. Hoje, os papéis estão mudando. A mulher, definida e reconhecida hoje por sua capacidade de procriar e suas habilidades domésticas, vem ocupando cargos de destaque no mundo dos negócios mas, num futuro próximo, corre o risco de também carregar esse sentimento de desconforto e insatisfação: O que fazer agora? Qual é o meu valor se não trabalho mais? Como serei reconhecida?

O envelhecimento tem um novo significado

Envelhecer no século XXI é diferente do que foi envelhecer no século passado. A mídia, a política e tantos outros segmentos da nossa sociedade vêm esclarecendo e apontando muitas possibilidades de envelhecermos com mais dignidade e alegria.

O idoso vem buscando em seu envelhecimento uma nova organização de sua vida: o gosto pela cozinha por parte dos homens, atenção e olhar especial ao jardim, tocar instrumentos que um dia gostou, estudar línguas, explorar o mundo da filosofia, frequentar academias de ginástica com orientação adequada e manutenção de algum esporte são algumas das possibilidades de bem viver. Há casos de idosos que descobriram, a partir de suas aposentadorias, aptidões e possibilidades de trabalho jamais aventadas anteriormente. Hobbies tornam-se ferramentas de trabalho remunerado, participam de cursos de arte e concursos, descobrem-se "artistas natos" e conquistam em suas famílias um novo status. Filhos e netos passam a valorizá-los.

O idoso pode buscar no seu dia a dia fontes de energia e prazer que estão ao seu alcance. Tornam-se assim abertos a novas experiências e consequentemente mais entrosados socialmente.

"Pensar o processo de envelhecimento e a velhice só a partir de determinantes biológicos significa negar a ação integrada dos muitos fatores sociais, culturais, psíquicos e existenciais, entre outros, que acompanham o ser humano ao longo da vida. A velhice é uma totalidade." (Fabietti, 2004:41)

As pessoas são dotadas de características que se acentuam com o passar dos anos. Bem-humoradas, com forte senso de humor, algumas trazem no envelhecimento um tom jocoso de seu próprio processo, dando aos que estão ao seu redor a sensação de leveza e de enfrentamento sereno. Infelizmente essa realidade não é comum a todos.

Pensar em envelhecimento é também uma atitude política.

A expressão "Terceira Idade" foi criada na França a partir de 1962, após a implantação das políticas sociais para a velhice, para designar a representação de jovens aposentados. Sinônimo de envelhecimento ativo e independente, a velhice passou a ter novo significado, onde integração e autogestão constituem as palavras-chave. Pareceu, no entanto, importante distinguir os jovens idosos dos idosos velhos. Surge uma nova expressão para as pessoas com mais de 75 anos, a quarta idade. Alguns estudiosos denominam "primeira maturidade", "idade da confiança", "idade da integridade". "Envelhescente" é a arte de viver a velhice. Esse é o momento de recriação do cotidiano e reconstrução de novas dinâmicas. Assim, idoso simboliza, sobretudo, as pessoas mais velhas, respeitadas, e terceira idade os jovens velhos, os aposentados dinâmicos.

O corpo envelhecido nos remete fatalmente às noções de decrepitude e transtornos de personalidade. São muitas as ações do nosso país em valorizar a presença do velho em nossa sociedade. O Estado tem mostrado interesse em dar ao velho um status de maior reconhecimento, abrindo novas oportunidades de ação. Várias atividades são desenvolvidas pelas secretarias de cultura e prefeituras, que em conjunto com algumas ONGs, trazem em sua programação uma considerável rede de atividades socioculturais.

As faculdades, com seu espaço físico ocioso em determinado horário, desenvolvem a chamada "Faculdade da Terceira Idade". Os seus frequentadores não saem com uma formação, mas têm aí o tempo e espaço para reciclarem, pensarem e refletirem o momento em que se encontram e até resgatarem talvez um sonho não realizado na juventude. A USP oferece em alguns departamentos vagas para ouvintes em cadeiras como Direito, Ciências Sociais, Filosofia. Com essa dinâmica permite-se que o velho entre em contato com a vida e que participe de maneira ativa e consciente do mundo que o rodeia.

"Goza a vida com a mulher que amas, todos os dias de tua vaidade; os quais Deus te deu abaixo do sol; porque esta é a tua porção de felicidade nesta vida pelo trabalho que tu fizeste abaixo do sol."
(Eclesiastes, Velho Testamento)

A PELE E O ENVELHECIMENTO
Dra. Dolores Fabra[1]

A pele reveste e protege o organismo. É o maior e mais pesado órgão do nosso corpo. Seu peso é aproximadamente 15% do peso total do indivíduo. Cobre-o quase completamente, exceção feita aos orifícios genitais, boca, ânus e olhos, onde recebe o nome de mucosa.

A pele tem mecanismos sensoriais que detectam movimento, pressão e dor. É dividida anatômica e funcionalmente em 3 camadas:

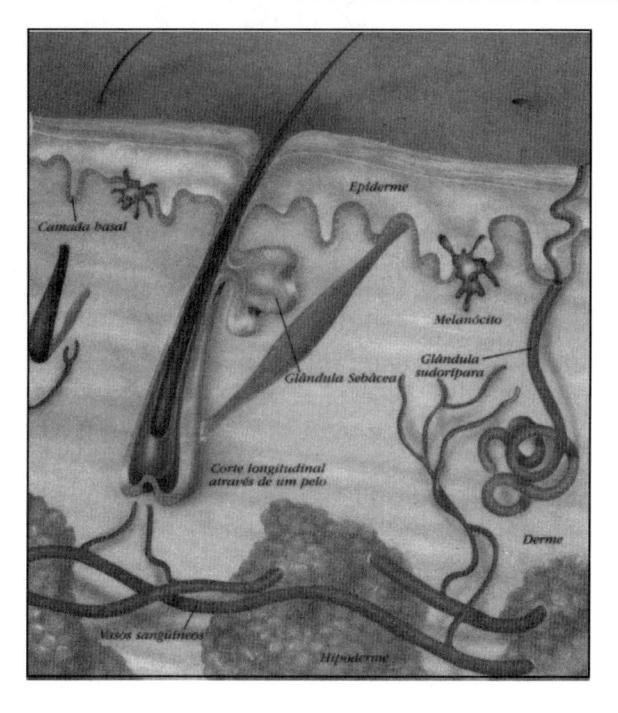

---

[1] ME da Sociedade Brasileira de Dermatologia; ME da Soc. Bras. de Cirurgia Dermatológica; ME da Soc. Bras. de Laser; Responsável pela Dermatocosmiatria e Medicina Estética da FMABC (2001/2008) e pelo Ambulatório de Dermatocosmiatria para pacientes oncológicos da FMABC (2003/2008); Corresponsável pelo Departamento de Laser da FMABC (2003/2008).

Epiderme

Não possui vasos, tem aproximadamente 2 mm, e a sua espessura varia de acordo com o maior ou menor atrito da região do corpo. Por exemplo, a finura da espessura da pele da pálpebra e a espessura da pele do calcanhar. É coberta por uma camada de células mortas – queratina – espessada nas áreas de maior atrito – sola dos pés, joelho e cotovelo.

Derme

Está em contato com a epiderme na forma de papilas que aumentam a área de adesão para maior possibilidade de trocas e maior resistência ao atrito. É na derme que se localizam os vasos sanguíneos e linfáticos que alimentam a epiderme, assim como os elementos sensoriais ligados aos nervos, e através deles ao sistema nervoso central, além dos folículos pilosos – de onde nascem os pêlos e as glândulas sudoríparas responsáveis pela fabricação e eliminação do suor.

As estruturas existentes na derme dividem-se em:

1. Estruturas Glandulares

   A. *Glândulas sebáceas* – responsáveis pela fabricação do sebo cutâneo que dá oleosidade à pele e mantém o "manto lipídico cutâneo", uma barreira protetora contra infecções de forma geral.

   B. *Glândulas sudoríparas* – responsáveis pela fabricação do suor que regula a temperatura corporal.

2. Estruturas Foliculares

Os folículos pilosos contêm músculos que os fazem eriçar em situações de tensão. Nos animais o mecanismo é também usado como regulador da temperatura corporal, pois ao se eriçarem os pelos mantêm uma camada de ar entre a pele e o meio, refrescando o corpo.

Os pelos são fabricados nessa estrutura e responsáveis pela proteção contra o sol de áreas mais delicadas do rosto: o bigode protege os lábios, as sobrancelhas protegem os olhos. São responsáveis também pela proteção de áreas de maior atrito como os pelos pubianos para os genitais, os pelos axilares para as axilas.

3. Estruturas Sensoriais

São corpúsculos com sensibilidades diversas: à pressão, à detecção de pressões de frequência diferente, ao frio, ao calor, ao tato e à pressão. Temos ainda terminações nervosas associadas ao folículo piloso e terminações nervosas livres sensíveis à dor e à temperatura.

4. Estruturas Pigmentares

Os melanócitos fabricam a melanina, pigmento que dá cor à pele e aos pelos.

Hipoderme

É a região onde estão os depósitos de gordura, em células chamadas adipócitos. A gordura tem a função de proteger contra o frio, amortecer traumas, e serve como reserva de energia e isolante térmico para o organismo, ajudando a manter a temperatura corporal.

Fisiologicamente, a pele, com a ação da luz do sol, produz a vitamina D, fundamental para o metabolismo do cálcio e prevenção da osteoporose.

Alterações dermatológicas decorrentes do envelhecimento

"Envelhecemos como vivemos."

São as escolhas que fazemos na vida, durante nosso dia a dia, que determinam nosso padrão de envelhecimento.
Escolhemos diariamente como queremos envelhecer!
Escolhemos se queremos:

- Abusar do sol ou NÃO;
- Fumar ou NÃO;
- Ser sedentário ou NÃO;
- Ingerir alimentos gordurosos ou NÃO;
- Abusar de bebidas alcoólicas ou NÃO;
- Prevenir ou ter controle de doenças sistêmicas como diabetes, hipotireoidismo etc.

Essas escolhas repercutem diretamente nos hábitos que adquirimos ao longo de nossa existência e consequentemente na qualidade de vida e no aspecto que vamos ter.

A população mundial, de forma geral, tem aumentado a expectativa de vida. As mulheres permanecem ativas por mais tempo, o que as leva a uma preocupação cada vez maior com o bem-estar e a boa aparência física.

É importante conhecer e entender os mecanismos que levam às alterações dermatológicas do envelhecimento para que, na medida do possível, possamos prevenir ou minimizar essas alterações, favorecendo o bem-estar nessa fase da vida.

Com o envelhecimento, a mulher chega ao climatério e, a partir daí, há uma acentuação do envelhecimento natural.

Envelhecer é a somatória do envelhecimento cronológico, decorrente da idade, do fotoenvelhecimento, decorrente do efeito cumulativo da exposição da pele ao sol desde a infância, do envelhecimento causado pela diminuição hormonal e do envelhecimento decorrente de doenças de base não controladas que afetam a pele, como hipertensão, diabetes e hipotireoidismo, devido à alteração do fluxo sanguíneo que chega à pele, e dos maus hábitos como fumo e alcoolismo.

Um envelhecimento saudável, com boa saúde e aparência física é diretamente proporcional ao controle de todas essas variantes.

1. Fatores hormonais

A queda na produção de hormônios na menopausa e pós-menopausa provocam várias alterações.

Estrógeno:

- Diminuição da capacidade de regeneração da pele.
- Diminuição da síntese de colágeno (flacidez e rugas).
- Adelgaçamento da pele afetando a resistência a choques mecânicos (hematomas).
- Áreas com maior quantidade de queratina (espessamento da sola dos pés, joelho e cotovelo).

Após os 60 anos de idade o colágeno torna-se mais rígido, deixando a pele mais suscetível a traumas por diminuição da elasticidade, o que deixa geralmente manchas roxas nos braços.

Nos primeiros cinco anos de privação estrogênica (climatério), a mulher perde de 30% a 40% do colágeno total do organismo. É a pior fase do envelhecimento para a pele.

Após esse período, a mulher passa a perder 2% de colágeno por ano (em relação aos anos de menopausa, não ao envelhecimento cronológico) e então o envelhecimento vai se tornando mais lento.

Progesterona

- Aumento da ação dos andrógenos (hormônios masculinos presentes na mulher), nas glândulas sebáceas, pelos do corpo e couro cabeludo, aumentando a queda e a oleosidade nos cabelos.

Repercussões do envelhecimento:

1. *Epiderme:* Torna-se adelgaçada e o aumento da queratina produz engrossamento da sola do pé, joelho e cotovelo.

2. *Derme:* A diminuição de fibras colágenas leva à flacidez. A menor fixação de água pelo acido hialurônico, ocasiona ressecamento da pele. A diminuição de mastócitos provoca diminuição da imunidade local da pele.

3. *Hipoderme:* Atrofia-se, com afinamento de algumas áreas da pele. Há diminuição do número e tamanho das células gordurosas locais. A pele do corpo tende a ficar com aspecto amarelado, atrófico, enrugado, flácido e com menor elasticidade.

4. *Glândulas sudoríparas:* Ocorre diminuição da secreção de suor que leva à dificuldade na regulação da temperatura corporal.

5. *Glândulas sebáceas:* Permanecem em número normal, mas há uma diminuição da secreção de gordura, deixando a pele mais ressecada.

6. *Pelos:* Tornam-se esbranquiçados, diminuem de número e volume, aparecem pelos terminais faciais com maior espessura e comprimento – pelos mais grossos no queixo.

7. *Unhas:* Tornam-se frágeis, sem brilho, esbranquiçadas e quebradiças, apresentam estrias longitudinais e o crescimento é mais lento. A diminuição da imunidade aumenta a chance de micoses.

8. *Pigmentação:* Pode ocorrer o aumento ou a diminuição da pigmentação, o que leva a manchas escuras e/ou esbranquiçadas na pele. Dependendo do local e da exposição solar temos o fotoenvelhecimento.

Prevenção e tratamento das alterações dermatológicas do envelhecimento

1. A terapia de reposição hormonal (TRH) melhora muito as alterações dermatológicas do climatério. Promove maior produção de colágeno, o que diminui a flacidez, e maior fixação da água na pele pelo aumento de ácido hialurônico, o que diminui o ressecamento. Regula a secreção gordurosa e sudorípara. Vários estudos têm sido realizados para avaliação da ação estrogênica na região dérmica com a reposição hormonal ("Shahrad e Msrks",

1977), (Brincat, 1983), (Brincat, 1987). Concluiu-se que a TRH pode proteger a pele da mesma maneira que pode proteger a perda óssea.

2. *Foto-proteção*: o uso de filtro solar, bonés e roupas são fundamentais para evitar o fotoenvelhecimento e alguns tumores de pele.

3. *Bons hábitos*: evitar tabagismo, manter atividade física, relações sociais e familiares, boa alimentação e uso cotidiano de loções fotoprotetoras.

4. Uso de vitaminas antioxidantes com supervisão médica.

5. Manter doenças cutâneas e sistêmicas sob controle.

6. Uso constante de produtos dermatológicos adequados, tais como os ácidos retinóicos, glicólico etc. Despigmentantes, hidratantes e loções para couro cabeludo, para intensificar o crescimento.

7. Quando for necessário utilizar laser, LIP, radiofrequência, peelings, preenchimento, toxina botulínica e pequenas cirurgias.

8. *Cuidados gerais*: o banho deve ser rápido, com água morna, sabonetes neutros, sem o uso de buchas. A ingestão de água deve ser adequada.

Envelhecer é inevitável, a forma como envelhecemos é que faz toda a diferença.

As unhas

As unhas crescem mais devagar e vão ficando sem brilho e quebradiças. A sua cor, originalmente translúcida, passa a ser amarelada e opaca. Em especial as dos dedos dos pés, podem se tornar duras e grossas, e suas pontas podem se partir. Estão sujeitas, mais que as das mãos, às infecções crônicas, principalmente fúngicas, de difícil tratamento, em função da menor circulação das extremidades. Em doenças sistêmicas como o Diabetes, a conservação das unhas se torna absolutamente essencial, pois ao mínimo descuido poderemos ter infecções graves, principalmente por pseudomonas ou gangrenas com risco de perda do dedo ou do artelho.

Convém procurar um médico caso as unhas apresentem depressões, quebras, linhas, alterações na cor ou de outra natureza.

As unhas grossas tendem a incomodar e se, ao tentar apará-las, ferir-se a borda do leito, aparecem as unhas encravadas.

Remover ou não a cutícula gera sempre dúvida, já que é uma película protetora contra a entrada de microorganismos. Principalmente em pessoas portadoras de alguma patologia que facilite infecções, retirar as cutículas é absolutamente desaconselhável. Para o tratamento das mãos, o melhor é empurrarmos a cutícula para baixo com uma pequena espátula, sem nunca cortá-la. Use sempre os seus instrumentos próprios e individuais para cuidar de suas unhas evitando micoses, alergias e a transmissão de doenças.

O uso de próteses de unhas, sejam elas de porcelana ou acrílicas, poderá causar, após um tempo, o aparecimento de estrias ungueais resultantes de alergias ou dermatites. Com isso as unhas se tornam mais frágeis e quebradiças.

O conselho para as donas de casa, é que usem luvas para as limpezas triviais, com uso de produtos específicos. As coceiras nas mãos muitas vezes resultam da perda de oleosidade devido aos produtos para lavar pratos, que dissolvem as gorduras deixando limpos os talheres e péssimas as mãos de quem os manipula.

No caso de ocorrência de micoses, persistir no tratamento que, em geral, é bastante longo.

Promessas para o futuro

Cientistas conseguiram converter pele velha de ratos idosos em pele jovem, depois de apenas duas semanas de tratamento nesses animais, em que bloquearam um único gene, de acordo com um estudo divulgado pela Universidade da Califórnia. Para isso, criaram ratos geneticamente modificados com um gene defeituoso que pode ser desativado para que suas células deixem de envelhecer quando se aplica um creme na pele. Embora ainda possa levar anos até que o tratamento seja seguro em humanos, a descoberta é promissora para reverter, algum dia, doenças e ferimentos ligados à idade, já que a técnica pode funcionar em qualquer tipo de órgão ou tecido.

O OUVIDO NA TERCEIRA IDADE
Dr. Alexandre Hamam[1]

Todos nós passamos pela experiência de ter que repetir palavras, em intensidades cada vez maiores, para que alguém mais idoso nos escutasse. Seja em quadros cômicos nos programas humorísticos, ou no aniversário de alguém da família, é comum se evitar falar com uma pessoa portadora de deficiência auditiva, pois a compreensão pode ser prejudicada e a comunicação ficar comprometida.

Nos anos 1960 era comum encontrar pessoas com uma caixinha dependurada no pescoço, da qual saía um par de fios que terminavam numa espécie de "plug" em forma de chupeta nas orelhas. Menos comum eram os óculos pretos de hastes grossas que escondiam, na porção que fica atrás das orelhas, um dispositivo de amplificação sonora rudimentar.

Estas lembranças são comuns devido à alta incidência de deficiência auditiva na população. Estima-se que cerca de 10% das pessoas apresentem algum grau de perda auditiva, sendo a maior parte delas adquirida na idade adulta.

Para este capítulo, vamos considerar apenas este grupo. A perda auditiva nos adultos muitas vezes é multifatorial, e envolve mecanismos genéticos e ambientais, entre outros, próprios do estilo de vida da pessoa.

Outras queixas comuns nesta faixa etária são os zumbidos e as vertigens. Esta tríade de sintomas, surdez, tontura e vertigem, muitas vezes associados, leva frequentemente os pacientes a procurar a ajuda dos otorrinolaringologistas em busca de alívio.

---

[1] Médico Otorrinolaringologista formado pela Santa Casa de São Paulo (1984); Especialista pela Sociedade Brasileira de Otorrinolaringologia; Membro da Comissão de Ensino da Associação Brasileira de Otorrinolaringologia e Cirurgia Cérvico-facial; Médico do Corpo Clínico da Santa Casa da Misericórdia de São Paulo.

Para tornarmos esta leitura mais didática, vamos relembrar como funciona o ouvido humano para, em seguida, discutirmos melhor estas situações.

Conceitos básicos

Audição – sentido que nos permite perceber e compreender o som.

Deficiência auditiva – perda total ou parcial da habilidade em perceber sons ou de compreendê-los.

Zumbido – sensação subjetiva de sons originados dentro do ouvido ou da cabeça, que podem se assemelhar a apitos, motores, chiados, grilos entre outros.

Vertigem – sensação rotatória, como se o chão estivesse se mexendo ou rodando. É aquela sensação que temos quando saímos de um barco ou giramos o corpo por alguns minutos. Habitualmente vem acompanhada de náuseas e/ou vômitos nas crises. Entre as crises, pode se manifestar como um desequilíbrio, ou dificuldade de andar em linha reta, que piora com os olhos fechados. Pode ser um sintoma comum a vários tipos de doença, tanto dos ouvidos quanto diabetes, hipertensão e doenças da glândula tireoide, entre outras.

Vamos recordar anatômica e fisiologicamente o ouvido humano para entendermos melhor de que forma estes sintomas podem estar relacionados.

Na figura da página seguinte encontramos uma divisão didática do ouvido em 3 partes: ouvido externo, ouvido médio e ouvido interno.

No ouvido externo temos: o pavilhão auricular (orelha) e o conduto auditivo.

No ouvido médio existe a membrana timpânica, na qual está preso um ossículo chamado martelo, que por sua vez se articula com um segundo ossículo chamado bigorna, o qual está ligado ao terceiro ossículo: o estribo. Este último se une à janela oval através de um ligamento que permite sua vibração e a condução do som para o ouvido interno. Estas estruturas estão contidas na caixa do tímpano, que se comunica com o nariz através da tuba auditiva.

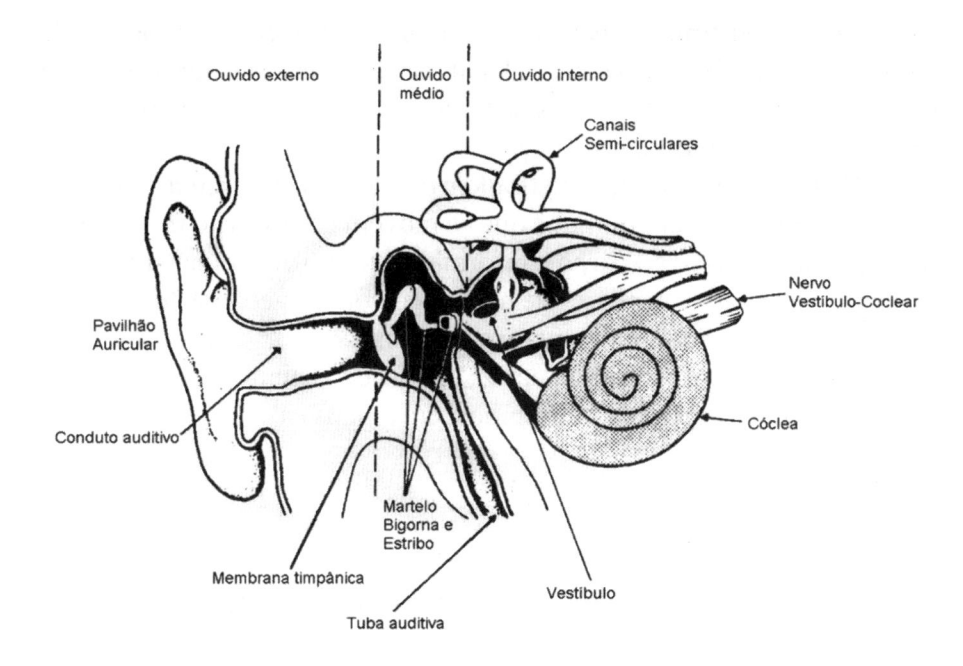

O ouvido interno contém as estruturas do vestíbulo e os três canais semicirculares que correspondem ao que popularmente se chama de "labirinto", além da porção auditiva denominada cóclea. Do vestíbulo emerge um nervo que se liga ao nervo que provém da cóclea, formando o nervo vestíbulo-coclear.

A audição se processa quando os sons audíveis, entre 20 e 20.000 Hz, penetram no conduto auditivo atingindo a membrana timpânica a qual vibra e transmite a vibração ao martelo, que faz vibrar a bigorna, que retransmite o som para o estribo. Como um pistão, ele faz vibrar um líquido existente dentro da cóclea. Considerando sua anatomia em forma de caracol, fica fácil entender que as diferentes frequências seguem caminhos distintos, os sons mais agudos atingem apenas o giro mais externo e inicial da cóclea. Os sons mais graves atingem a parte mais central e mais interna do órgão. A cóclea transforma estas vibrações em impulsos elétricos e os transmite ao nervo coclear que os conduz ao cérebro, onde teremos a consciência do som. A localização destas estruturas na parte lateral da cabeça permite ainda que tenhamos a percepção da posição da fonte sonora, situando-a no espaço.

Da mesma maneira, o vestíbulo e os canais semicirculares ("labirinto") contêm também líquidos que se movem conforme o movimento da cabeça em relação ao corpo e informam o nervo vestibular sobre esta posição. Além disto, sensores de aceleração ou desaceleração vertical, horizontal e lateral complementam a informação.

Torna-se compreensível, então, o fato de existir associação de sintomas de surdez, vertigem e zumbidos, em alguns casos.

Entendendo a deficiência auditiva

A divisão didática do ouvido em externo, médio e interno tem um propósito interessante: localizar a causa da perda auditiva. Uma doença que cause um estreitamento do canal auditivo, ou de algum elemento que esteja em seu interior, pode levar a uma dificuldade de condução do som para a membrana timpânica. O caso mais comum é a rolha de cerume. Rolhas epiteliais e tumores do canal auditivo também existem e precisam ser diagnosticados pelo especialista. O mau hábito de "limpar" o canal do ouvido com hastes de algodão apenas empurra e compacta o cerume dentro do canal, piorando o caso e dificultando a retirada. É frequente aparecerem nos consultórios indivíduos adultos que perfuraram suas membranas timpânicas utilizando estas hastes. Cerume não é sujeira e, portanto, não precisa ser "limpo". O cerume é importante na impermeabilização do conduto auditivo. Sua retirada inadvertida predispõe a infecções da pele do canal. O cerume deve ser retirado apenas pelo médico especialista e só quando existir em excesso.

Doenças da membrana timpânica são mais comuns na infância, mas são mais difíceis de tratar nos adultos, principalmente nos idosos. O quadro mais comum é a perfuração desta fina membrana pela introdução de hastes de algodão, palitos, grampos ou outros dispositivos inapropriados, por infecção do ouvido médio. Algumas vezes encontramos perfurações por trauma acústico decorrentes de explosões, ou ainda por traumatismos físicos próximos à orelha nos quais houve um grande deslocamento de ar para dentro do canal.

Convém lembrar que a perfuração da membrana timpânica não leva à perda total de audição, apenas a uma redução que pode ser desde imperceptível até de nível moderado, conforme o tamanho da lesão.

É extremamente raro haver doenças do martelo e da bigorna de forma isolada. Se houver, geralmente decorrem de infecções crônicas do ouvido médio. Entretanto, o estribo é alvo de uma doença comum: a otosclerose. Ao contrário do que muitos pensam, esta não é uma doença relacionada à idade avançada. Talvez se faça esta confusão pelo fato de o radical *"escler"* ser confundido com "arteriosclerose" e esta ser uma afecção mais comum na terceira idade. Na verdade, *"escler"* significa "endurecimento" e, portanto, arteriosclerose é o endurecimento das artérias, o que ocorre geralmente em idosos originada pela deposição de cálcio e formação de placas de colesterol (ateromas) nestas artérias. No ouvido, no entanto, existe um ligamento que une o estribo à janela oval, e o endurecimento deste (oto + escler) leva a uma dificuldade de condução do som para a cóclea. Esta é uma doença que afeta principalmente as mulheres, na maioria das vezes é diagnosticada na segunda ou terceira décadas de vida, tem relação com a gestação e tende a piorar ou se manifestar nesta condição, em alguns casos. Ainda não se sabe exatamente o porquê, mas certamente está relacionada à condição hormonal peculiar desta fase.

A perda auditiva decorrente de um fator que atue no conduto auditivo externo, na membrana timpânica, na caixa do tímpano e nos ossículos compromete a condução do som e, portanto, perfaz um grupo de doenças classificadas como *deficiências auditivas do tipo condutivas*.

A cóclea é o órgão sensorial da audição, pois transforma impulsos mecânicos (ondas sonoras) em impulsos elétricos (estímulos nervosos). Este órgão, como qualquer outro, precisa de sangue, oxigênio, glicose, vitaminas, sódio, potássio, hormônios e milhares de outras substâncias para ter um bom funcionamento. Sabemos também que estes suprimentos provêm do sangue, o qual depende de um bom fluxo comandado por batimentos cardíacos regulares em um sistema compartimental com uma pressão controlada. Qualquer alteração destes fatores pode comprometer o funcionamento da cóclea em maior ou menor grau.

Na prática diária detectamos perdas auditivas em pessoas que não fazem um controle adequado de suas condições clínicas, o que deixa seus ouvidos vulneráveis a situações de glicose baixa ou alta, descontrole pressórico, excesso de colesterol e triglicérides e hormônios desregulados.

É comum, também, a associação de hábitos de vida perniciosos tais como o tabagismo e o alcoolismo, com perdas auditivas precoces entre os adultos. Preocupa-nos, atualmente, a grande quantidade de jovens que adquirem equipamentos portáteis de música e utilizam fones de ouvido em volume máximo, gerando sobrecarga física no sistema auditivo. Há dezenas de pesquisas mostrando que estes jovens já começam a apresentar perdas auditivas similares às dos trabalhadores que foram expostos ao ruído ocupacional descontrolado. Felizmente, a regulamentação e o controle pela Medicina do Trabalho reduziram substancialmente a perda auditiva induzida por ruído ocupacional, mas não há legislação em vigor que atue sobre os dispositivos individuais de música.

Alguns medicamentos e substâncias podem ser tóxicos para a cóclea; destacamos o ácido acetilsalicílico (AAS, aspirina), alguns quimioterápicos para o tratamento de câncer (cisplatina), certos antibióticos do tipo aminoglicosídeos (amicacina, gentamicina ou garamicina, kanamicina, estreptomicina, entre outros), determinados diuréticos (ácido etacrínico, furosemida), quinino e metais pesados. A intoxicação por ácido acetilsalicílico pode ser reversível com a suspensão da substância. A toxicidade depende da dose e da sensibilidade de cada pessoa.

As perdas auditivas que comprometem a cóclea, o órgão sensorial da audição, são chamadas *deficiências auditivas tipo sensoriais* (ou cocleares) e são responsáveis pela maior causa de surdez em adultos e idosos.

Recordemo-nos que o ouvido interno ainda possui uma estrutura importante: *o nervo vestíbulo-coclear*. Constituído por duas partes que se fundem, o nervo também pode ser alvo de doenças próprias ou secundárias. Uma das mais comuns é o *schwannoma do nervo vestibular*, um tumor benigno que afeta as fibras que envolvem o nervo (*bainha de schwann*) e tem crescimento lento. Não é câncer e não provoca metástases, mas pode comprometer totalmente a audição e o equilíbrio. Pode ainda envolver um nervo vizinho, o nervo facial, causando paralisia de metade da face. Nos idosos, o seu crescimento tende a ser mais lento. Estudos de autópsias mostram que muitos desses tumores benignos são encontrados casualmente, sem que o paciente relatasse qualquer sintoma relacionado à parte auditiva ou vestibular.

Os nervos também são alvo de doenças inflamatórias, infecciosas e degenerativas. Neurites virais são comuns e, felizmente, doenças degenerativas são raras, mas devem constar sempre nos diagnósticos diferenciais das perdas auditivas. Algumas substâncias são potencialmente tóxicas para os nervos e para a cóclea.

Muitas vezes é difícil fazer um diagnóstico preciso sobre se a perda é coclear ou neural, pois estes órgãos não permitem biópsias e estão bem protegidos dentro do osso temporal. É frequente, portanto, termos um diagnóstico de *deficiência auditiva neurossensorial* ou *sensório-neural* quando não sabemos exatamente o local da lesão, mas sabemos que a perda não é de origem condutiva.

Nada impede uma doença de afetar o ouvido externo, médio e interno simultaneamente. Aliás, é comum a otosclerose iniciar no estribo e "migrar" para dentro da cóclea, levando a uma perda condutiva e sensorial. Chamamos a isto *deficiência auditiva do tipo mista*.

Entendendo os zumbidos

Estudos do *National Institute of Health* de 1996 estimam que 15% da população norte-americana apresenta zumbidos sintomáticos. O zumbido pode ser totalmente subjetivo, quando apenas o paciente percebe o som que está sendo gerado em qualquer parte da via auditiva e levado à sua consciência, mas pode ser objetivo quando o médico ou qualquer pessoa podem escutá-lo também. Zumbido não é uma doença, mas um sintoma comum a vários tipos de doenças. Praticamente todos os tipos de afecção dos ouvidos, desde uma simples rolha de cera até um *schwannoma* vestibular, podem gerar zumbido.

Inicialmente procura-se alguma perda auditiva, mesmo que o paciente não apresente queixa. É indispensável fazer um exame audiométrico completo e avaliar toda a via auditiva. Exames de imagem por vezes são necessários. O zumbido não é uma bomba-relógio que vai explodir em sua cabeça, nem tampouco representa algo que possa colocar sua vida em risco. Muitas vezes, o exame audiométrico está normal, assim como os exames de imagem, e o zumbido fica sem causa aparente. Exames de sangue devem ser feitos com frequência, assim como a checagem da medicação administrada. O ácido acetilsalicílico é tóxico para a cóclea e pode levar ao zumbido. A suspensão ou substituição da droga resolve o problema, mas deve ser feita sob orientação médica. Alguns pacientes que apresentam uma condição emocional mais frágil ou sensível podem ficar muito preocupados com seu zumbido. Um acompanhamento psicológico nestes casos é bastante conveniente e recomendável.

Entendendo as vertigens

Existem dezenas de tipos de tonturas, a vertigem é uma delas. É comum o paciente se referir ao seu sintoma de forma indistinta: tontura, tonteira, zonzura, zonzeira, cabeça leve, pisando em nuvens, estar mareado ou desequilibrado são queixas comuns, mas de difícil caracterização. De todos os sintomas relacionados aos ouvidos, as vertigens são as mais frequentes, afetando cerca de 20% da população, pelo menos uma vez na vida.

O sistema vestibular envia impulsos periódicos ao sistema nervoso central, que são interpretados de forma dinâmica, conforme o movimento da cabeça nas três dimensões do espaço. Associam-se a este movimento os sensores de aceleração ou desaceleração, horizontal, vertical e lateral. Qualquer falha neste sistema pode induzir no cérebro um movimento que não existiu ou, pelo contrário, deixar de informar um movimento que realmente existiu, causando uma "confusão espacial" que chamamos de vertigem.

Considerando que o sistema vestibular faz conexão com diversos centros cerebrais, entre eles o óculo-motor (que move os olhos) e o centro do vômito, fica mais característica a sensação rotatória, acompanhada de nistagmo (movimento involuntário dos olhos) e náuseas, com ou sem vômitos. Pode haver ainda uma sensação de ouvido tampado ou de que o som ficou "longe" juntamente com a vertigem ou ainda a percepção de um zumbido. Esta tríade é característica de problemas relacionados aos ouvidos.

O cérebro ainda "checa" as informações do "labirinto" com o grau de contração da musculatura (tônus muscular) e com as imagens transmitidas pela retina. Estas informações precisam ser harmônicas e coerentes para produzir uma sensação de bem-estar. Tensão cervical e/ou de ombros e problemas oculares também podem causar vertigens ou sensações semelhantes. Quem já não experimentou colocar os óculos de outra pessoa com grau diferente? A sensação é bem parecida. Questões emocionais também afetam o sistema vestibular. Algumas vezes é necessário realizar um exame do labirinto para que se possa fazer um diagnóstico diferencial entre vertigem de origem labiríntica e outros tipos de tonturas. O exame consiste em "provocar" o labirinto por intermédio de estímulos físicos, utilizando uma cadeira que gira 180°, e estímulos térmicos nos ouvidos, quentes e frios. O objetivo deste exame é provocar no paciente uma vertigem de curta duração, que cessa com repouso.

É importante saber que a vertigem de origem labiríntica não gera desmaio ou perda de consciência, mas pode levar à queda em caso de desequilíbrio, principalmente em idosos, predispondo a fraturas e traumatismos cranianos.

Tratamento

Todo tratamento depende de um bom diagnóstico. Vimos que nem sempre é possível fazer um diagnóstico preciso nas perdas auditivas, nos zumbidos e nas vertigens. Apesar disto, com os meios diagnósticos disponíveis, consegue-se tratar grande parte destes problemas de forma satisfatória.

As perdas auditivas de origem condutiva, acessíveis pelo conduto auditivo, têm alta capacidade de resolução. As doenças do ouvido médio são passíveis de tratamento clínico, no caso das infecções, e de tratamento cirúrgico nas perfurações timpânicas ou doenças relacionadas aos ossículos. As perdas sensoriais não são repostas, em sua maioria, cirurgicamente. Entretanto, a evolução tecnológica e de microinformática permitiu a grande miniaturização dos aparelhos auditivos que atualmente são verdadeiros microcomputadores programados para fornecer exatamente o que o paciente precisa em frequências específicas. A mudança do sistema analógico para o digital trouxe uma qualidade sonora aos aparelhos comparável à evolução do disco de vinil para o CD. A redução do tamanho dos aparelhos permitiu sua inserção no conduto auditivo, melhorando a questão estética. Já existem inclusive, aparelhos auditivos com bateria recarregável, tal como as de celulares que, além da questão ecológica, facilitam muito o manuseio e dispensam o transporte de baterias sobressalentes. O tratamento da otosclerose, desde a década de 1960, tem sido paulatinamente substituído pela adaptação de aparelhos auditivos de boa qualidade por causa da facilidade de manuseio, redução dos preços e, principalmente, pelo risco de a cirurgia não atingir seus objetivos.

Há quem diga que aparelhos auditivos não são uma forma de tratamento, pois não existem indícios de que seu uso melhore a audição ou atenue a lesão auditiva, porém, o contrário também é verdade, ou seja, a não-utilização de aparelhos auditivos ou a não-exposição do sistema nervoso central aos sons, leva comprovadamente a uma degeneração das vias auditivas e da fala. Indivíduos que ficaram sem escutar por longos períodos, após serem aparelhados apresentam um rendimento auditivo pior do que aqueles que utilizaram aparelhos auditivos logo que perceberam a queda da audição. A utilização de aparelhos mantém o estímulo central e evita que as vias auditivas se degenerem. Um fenômeno cultural pernicioso no Brasil é o preconceito contra o uso destes dispositivos. Muitas pessoas não usam por "vergonha" de mostrar que são deficientes auditivos, mas ostentam óculos de grifes famosas sem o menor constrangimento. A vaidade impede muita gente de participar do convívio social, de escutar a voz dos netos ou o som dos filmes, o que leva ao isolamento e à depressão. É interessante encontrar pessoas que usam próteses ou implantes dentários, óculos bifocais, pintam o cabelo regularmente, usam maquiagem para disfarçar as rugas, bengalas como apoio, mas se recusam a usar um aparelho auditivo porque "isso é coisa de velho". Em países mais evoluídos cultural e financeiramente, as pessoas têm vários aparelhos auditivos. Um de cada cor para combinar com o terno ou com o vestido. Crianças usam aparelhos com cores fosforescentes e brilhantes. Todos se orgulham em poder ouvir e participar.

Em 2008 comemorou-se 30 anos do primeiro *implante coclear* realizado. Trata-se de um dispositivo eletrônico inserido cirurgicamente na cóclea, com a função de estimular o nervo coclear diretamente. É indicado para perdas auditivas sensoriais profundas bilaterais nas quais o nervo encontra-se funcional. Contém um componente externo semelhante a um aparelho auditivo convencional, que decodifica e transmite estas informações para o componente interno através de um eletroimã inserido na espiral da cóclea de modo a criar um campo elétrico para estimular diretamente o nervo coclear.

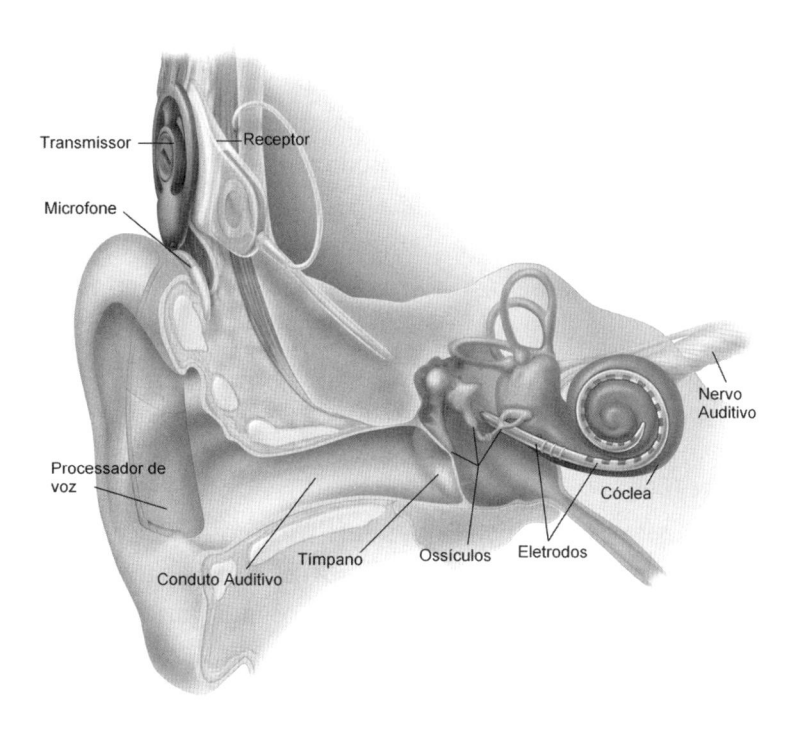

Recentemente presenciamos em um congresso da especialidade, um projeto de aparelho auditivo implantável no ouvido médio. Diferentemente de um implante coclear, este dispositivo utiliza a própria membrana timpânica como microfone, amplifica estas vibrações e as devolve diretamente ao estribo, alimentadas por uma bateria com duração prevista para 5 anos. A vantagem sobre o aparelho tradicional está na possibilidade de manter a audição dormindo ou nadando. As desvantagens estão no preço, na cirurgia com anestesia geral, na possibilidade de rejeição e na falta de acesso para manutenção, além de precisar repetir a cirurgia no mínimo a cada 5 anos para trocar a bateria. No entanto, acreditamos que esta seja a tendência na próxima década.

Com relação ao zumbido, o tratamento é tão complicado quanto o diagnóstico. Muitas vezes encontramos indivíduos com perdas auditivas semelhantes, sendo que uns escutam zumbido e outros não. Da mesma forma, existem pessoas que não têm lesões auditivas e sofrem com o zumbido. Em idosos costuma-se atribuir os zumbidos a problemas vasculares ou metabólicos. É fato que pacientes bem controlados de diabetes, hipertensão, doenças cardíacas, colesterol, triglicérides, função renal e hormonal escutam menos zumbido do que o mesmo grupo que não tem um controle efetivo destas doenças. Atualmente tem se tentado medicamentos à base de vasodilatadores de microcirculação, antiagregantes plaquetários, fitoterápicos, anti-histamínicos e medicamentos que atuam sobre o sistema nervoso tais como calmantes, ansiolíticos e anticonvulsivantes entre outros. Uma das formas não-medicamentosas de tratamento do zumbido é a TRT ou *Tinnitus Retraining Therapy,* um tipo de treinamento para hábito ao sintoma, onde se oferece outro som conhecido de baixa intensidade que se combina com o zumbido do paciente, misturando os sons e desviando a atenção. Outra alternativa é a acupuntura, que se mostrou bastante eficaz em casos específicos. Nenhum tratamento resolve todos os casos. Cada um deve achar o seu jeito de tratar ou conviver com o zumbido.

O tratamento das vertigens não é muito diferente do tratamento dos zumbidos. Sendo multifatorial, admite-se que grande parte seja atribuída às mesmas causas vasculares, metabólicas, hormonais, medicamentosas e/ou emocionais. Não é incomum a vertigem ser um sintoma isolado. O exame do labirinto nos ajuda a direcionar o tratamento. Não existem dispositivos efetivos para tratar as vertigens, apesar de algumas tentativas isoladas terem sido testadas. O tratamento cirúrgico existe para crises de vertigens graves e incapacitantes, mas é absolutamente radical: a secção do nervo e a labirintectomia. Sem labirinto não há crises, mas o equilíbrio fica permanentemente comprometido. Por incrível que pareça, isto pode ser um grande alívio para o paciente. No entanto, esta cirurgia é muito rara, praticamente uma exceção. O tratamento clínico é a chave; o controle das doenças subjacentes, assim como o suporte médico e psicológico adequado tem apresentado bons resultados.

Melhor prevenir que remediar

A prevenção da perda auditiva se faz:

- evitando a exposição aos ruídos de alta intensidade
- adotando um estilo de vida mais saudável com caminhadas regulares e uma alimentação saudável
- providenciando um diagnóstico precoce da perda auditiva e um tratamento adequado nas crises iniciais de vertigem
- adotando uma abordagem mais holística sobre o zumbido
- adaptando aparelhos auditivos de boa qualidade em uma fase inicial de instalação da perda auditiva.

Desta forma se previne sequelas e queda da qualidade de vida na terceira idade. Em um país onde a população idosa está crescendo em decorrência da menor morbidade e de tratamentos médicos mais eficazes, a visita regular e preventiva a um médico otorrinolaringologista é recomendável para preservarmos uma de nossas mais preciosas aptidões: a comunicação.

COMO EVITAR O ENVELHECIMENTO PSÍQUICO
Dra. Maria Olympia França[1]

"Busco alento naquilo que fiz; anseios, esperança e força no vir a fazer. Cogito ergo sum."

Descartes apontou para algo que pode muito bem ser a bandeira dos anos vindouros. É nosso espírito, em sua arte de pensar, que instala no corpo a sua vida original e única, isto, se o corpo for amado e cuidado por ele. É a percepção de nossa subjetividade aliada à capacidade de reflexão que nos faz sentir vivos. É verdade, entretanto, que o dom da vitalidade do espírito ou da mente nem sempre será suficientemente desenvolvido para resistir ao espectro da finitude inexorável do corpo. Entretanto, uma vez atingida a noção de ser único e insubstituível, poderemos carregá-la conosco até que a morte física interrompa seu curso. É baseada nessa ideia que afirmo que o envelhecimento psíquico pode ser evitado. Porém, podemos nos perguntar: A noção de sermos nós mesmos e de nos sentirmos vivos é suficiente para sermos felizes?

Nos sentirmos vivos é a expressão máxima da vida humana. Muitos não a experimentam no decorrer da vida.

Em nossas observações clínicas é muito comum nos depararmos com pessoas que não experimentam a vivência de serem elas próprias e conterem dentro de si mesmas a fonte de vida que as mantém como seres atuantes.

---

[1] Docente da Sociedade Brasileira de Psicanálise, Membro da Comissão de Ética da *Internacional Psychonalitical Association*. Diretora Científica da SBP/SP por alguns períodos. Prêmio Jabuti 2004 – categoria psicanálise, como coautora e organizadora do livro "Freud, Cultura Judaica e Modernidade" (2003).

Como escreveu Henry Miller "a maioria da humanidade morre aos 40 e só é enterrada aos 60". As condições do mundo atual têm favorecido essas organizações mentais, isto é, de robotização, de autômatos, de massa de manobra ou de compulsivos na procura de estados que os façam realizar os pretensos propósitos de suas vidas.

Quanto ao envelhecimento biológico, à falência e à finitude dos órgãos, submetemo-nos à sua inexorabilidade, mesmo com toda a evolução da medicina. Por outro lado, o que se pode verificar é que o avançar dos anos não nos leva à falência do espírito. Faço aqui um parêntesis às ideias e observações que exponho neste artigo. Elas são fruto de observações factuais mais do que de dados científicos advindos de estudos estatísticos ou de análise qualitativa de maior rigor.

Uma boa notícia é que as pulsões não envelhecem (Freud). Como os olhos d'água, são sempre novos e únicos ao brotarem.

Cada etapa da vida tem a sua juventude, e juventude quer dizer novo. Jovialidade significa alegria, coragem. Assim, a questão está em procurarmos e acharmos o novo dos anos adiantados, e equacionarmos os desafios. Para estes é preciso disposição para o que chamo de uma nova gincana.

Segundo Balzac, "o amor é a única paixão que não tem futuro nem passado". A maturidade e a valorização de manter-se vivo provavelmente seguirá esse mesmo curso do amor. Pode-se conviver com o momento presente sem explicações ou expectativas/justificativas. É o presente que nos garantirá o futuro. Não precisar rever as culpas. Nosso ódio poderá ser visto como algo simples, pois nada mais é do que a reação humana ao sermos contrariados. Penso no arco-reflexo, módulo inicial de nosso viver: quando apanhamos, literalmente ou não, reagimos.

Por outro lado, o amor pode ser visto como nossa grande conquista. Refiro-me ao amor que constroi, que é ativo. A tarefa mais difícil talvez seja a de nos deixarmos ser objetos de amor. A maturidade, ou a necessidade física e afetiva correspondente, nos faz aprender essa arte fundamental: aceitar os gestos alheios de amor, muitas vezes tão diferentes do que imaginámos até então. Aí vem a surpresa da gincana. Achar onde não se sabia, onde não se previa ou se preconceituava. Os brancos, os negros, os amarelos têm o que oferecer. O amor do ignorante, do débil mental, do feio, pode ter a sabedoria do momento exato de nossas necessidades. A compaixão própria ou alheia torna-se o ápice de nossas vidas, da felicidade profunda que podemos alcançar. Quando percebemos as necessidades próprias, e nos deixamos socorrer, experimentamos a gratidão. Fomos e nos sentimos amados! Outra meta de nossa gincana: metabolizar a mágoa ou o ódio que paradoxalmente sentimos quando somos gratos com situações ou pessoas que anteriormente nos fizeram sofrer. Não me refiro ao perdão corriqueiro, talvez religioso, talvez intelectual, mas à arte de uma esponja que impede que um passado obscureça a alegria do presente.

Os vários aspectos de nossa vida são os "pontos de parada" (reflexão) da viagem e da gincana psíquica nos anos maduros. Como não é simples achá-los também aprendemos uns "piques" de repouso: são os valiosos "deixa prá lá" que, de maneira nenhuma, equivale a perdermos a capacidade de nos indignarmos. Apenas conseguir estar em contacto com nossa impotência ou com a irrelevância dos fatos. Talvez a sabedoria para encontrar as chaves principais da nova gincana de viver esteja na dimensão mais "prática" e humilde que damos aos fatos internos ou externos "daquilo que é possível".

Ah, as perdas! Se pudessem ser dimensionadas! Dizem que os velhos não sofrem mais com as perdas. Isto não é verdade. Quem ama não passa ileso à morte de um filho ou de seu companheiro amado, por exemplo! Porém, apenas os sábios anciãos saberão dimensioná-la mais humanamente, por vezes valorizando mais os entes queridos que estão vivos, ou a própria vida, como doação para os mais jovens que também sofreram essa dor. Tomei como exemplo casos extremos, talvez para poder diferenciar o sofrimento psíquico do físico. Quando o psíquicoemocional é forte e maduro, ele tem recursos para aguentar desafios como os que acabamos de colocar. Quanto à dor da falta física, essa não tem jeito, apenas talvez ser considerada como um dos tombos que fazem parte de qualquer gincana. Para a concretude do corpo não há simbolização que a substitua. É muito duro pensar e digerir "quem morreu foi ele, não fui eu", mas até isso é possível se tivermos em mente os frutos que se mantiveram conosco e temos ainda (sempre) para deixarmos ou plantarmos pelo futuro, muitos deles provavelmente nascidos desse amor. Com ausência de simbolização não haverá substituição possível para esses casos.

A arte máxima da maturidade é não confundir as perdas de cada dia com a perda irremediável de um pedaço físico de si mesmo.

Sob o vértice ontológico, o propósito da vida é a sobrevivência, como nos aponta Freud. Distingo propósito de vida do significado dela, pois o significado da vida é essencialmente subjetivo e, portanto, construído. O primeiro foi recebido como um dado natural, o segundo vai sendo conquistado, lapidado, delineado no decorrer dos anos. O primeiro é simples: fome → comer; frio → se aquecer.

Mas, e a dor? Como diferenciar quando é do corpo ou da alma? Se dói um, dói o outro. É mais complexa ainda com o amor, quando amamos: se me dói, dói no outro; se dói no outro, me dói.

E, neste contexto de propósito e de significado, deparamo-nos com outro novo, do desafio dos anos vividos, pois forçosamente temos de nos voltar para o propósito natural do ser vivente: sobreviver fisicamente até mesmo como suporte para a significação da vida. "Com dor de dente não dá para amar"...

E surgem as gengivas, os joelhos, as pernas, os colesterois, os cabelos, a visão, a audição, os vícios ou comidas que fazem mal, pedindo cuidado e reparos.

É preciso muita disciplina, que nem sempre surge, ou surge somente depois de um "sempre tive isso" ou "nunca tive isso"... Com esta colocação, refiro-me não à preguiça concomitante ao fato de termos de cuidar como nunca de nosso físico, mas à onipotência ou orgulho, quase sempre de forma inconsciente, de nos sentirmos frágeis. A sobrevivência física às vezes requer tempo, dinheiro, chateação, humilhação.

Acontece que, nessa etapa da vida, propósito e significado se mesclam e podem nos confundir muito; um tanto realisticamente, um tanto de forma ilusória. "Para que me cuidar, se minha vida não tem significado?" ou "Para que procurar significados se não vou durar muito mais?" Sem dúvida, é um momento que repete a infância, no qual a ajuda do outro é necessária ainda que para o *start* inicial de alertar para os novos cuidados.

E com isto se completa o ciclo vital tão necessário para uma vida psíquica feliz. Quanto mais cedo ela tiver se iniciado, melhor terá sido a qualidade de vida: eu preciso do outro, o outro precisa de mim. Eu da natureza, a natureza de mim. Mas, mais do que nunca, eu preciso de mim mesmo para a complementação do ciclo vital da alegria de estar vivo ou de ter nascido.

Por uma questão didática, dividirei em dois grandes grupos as metas a serem postas em prática: o das renúncias-aceitação de limitações e o das novas conquistas. Para ambos, seria impossível nomeá-las uma a uma, mas em todas elas está incluída a dor da perda da onipotência e da potência física juvenil.

No campo das renúncias, aparecem quase sempre em primeiro lugar as limitações físicas. E, por que não, uma joelheira, uns óculos ou mesmo um aparelho para respirar melhor? À canseira da dona de casa, porque não acrescentar uma comidinha pronta, um micro-ondas e uma soneca depois do almoço? A empresa já não vai como ia antes, as coisas mudaram muito para ser possível acompanhá-las... por que não trabalhar menos horas auxiliado por um bom administrador ou deixar para o filho "aquilo que sempre deu conta?" aqui, nova etapa da gincana: saber mudar hábitos, novas administrações, mudança para reformas. O prumo a ser seguido será a sabedoria de manter o bem-estar interno e contentamento consigo mesmo, ainda que para isso se neguem as renúncias. Mas, cuidado! O preço pode ser elevado se as limitações cantarem mais alto.

Agora vem a parte boa, alegre e leve. Os cabelos brancos são o passaporte para a liberdade. Liberdade de crenças, de valores, de opiniões. Já cumprimos nossa tarefa ainda que seja pelo testemunho de estarmos vivos. Podemos nos interessar pelas coisas mais fúteis ou ridículas (aparentemente); não devemos mais satisfações a ninguém. Decidimos nossas vidas. Mas há outro lado da idade madura: descobrir ou dirigir-se para coisas nunca antes feitas: entretenimentos como leitura, poesia, música, dança, religião, esporte, passeios, viagens, trabalhos sociais, natureza, amizades, amores, não fazer nada... São tantas as coisas bonitas da vida!

Dessa maneira, preparamo-nos para a viagem final, com a satisfação de uma vida plena. Maior dom da vida para nós, elas são antídoto para o envelhecimento psíquico, pois plenas de amor e de confiança.

Ao Joan, Mathias, Tomaz, Julia, Raphael e Pedro, meus netos queridos, fonte de alento, anseios, esperança e força no vir a fazer.

A VISÃO E O ENVELHECIMENTO
Dr. Claudio Lotemberg[1]

Catarata, retinopatia diabética, degeneração macular

Entre as doenças oculares mais comuns após os 60 anos estão a catarata, a retinopatia diabética e a degeneração macular relacionada à idade. Se não forem tratados, esses problemas poderão levar à cegueira. A retinopatia diabética acomete os portadores de diabetes, do tipo I ou II, e acredita-se que 5% desses pacientes terão problema de visão em até dez anos após o diagnóstico da doença.

A degeneração macular relacionada à idade (DMRI) está totalmente ligada ao passar dos anos e pode ocorrer em qualquer pessoa, mesmo aquelas que nunca tiveram problemas de visão.

A evolução do diabetes causa lesões que afetam artérias e veias do corpo em geral, principalmente na microcirculação, mas os órgãos que mais sofrem são os olhos e os rins. Nos olhos, o diabetes pode causar alterações no cristalino, originando a catarata (que é reversível com cirurgia) ou provocar hemorragias na retina e alterações do nervo ótico.

O maior foco de atenção em pacientes diabéticos deverá ser sempre o fundo do olho e a retina, que pode, sofrendo alterações, levar à cegueira irreversível.

---

[1] Mestre Doutor em Oftalmologia; Ex-secretário da Saúde do Estado de São Paulo; Presidente da Sociedade Israelita Hospital Albert Einstein.

Como surpreender essas patologias

Para a preservação de nossa capacidade visual, o mais aconselhável é o pronto atendimento a qualquer patologia. No caso de hemorragia na retina, quando ainda não houve perda muito grande da visão, o tratamento pode ser feito com laser, cauterizando as regiões que possam induzir a formação de novos vasos sanguíneos e sangramentos. Nos estágios mais avançados, como hemorragia maciça e descolamento maior da retina, há duas opções de tratamento: a cirurgia de vitrectomia (limpeza interna do olho) e a aplicação de substâncias antiangiogênicas diretamente no olho (que funcionam como bloqueadores da mensagem do próprio organismo para originar novos vasos sanguíneos que originam as hemorragias maciças).

As novas drogas, também usadas na degeneração macular do tipo hemorrágica, são consideradas as mais avançadas no tratamento. No caso da opção cirúrgica, novas técnicas utilizam microagulhas com espessura menor que 0,5 milímetro e micro-cateteres, que conferem ao paciente rápida recuperação e resultados melhores.

A profilaxia da DMRI pode ser condicionada à diminuição da exposição aos fatores comprovadamente relacionados à gênese do processo: abstinência do fumo é um exemplo, além da diminuição à exposição aos raios ultravioletas (sol), pois se especula há tempos a associação da luz visível e ultravioleta na formação de radicais livres oxidativos na retina, o que causaria a doença. Pessoas com olhos claros, portanto, apresentam maior incidência dessa patologia. Apesar de os dados ainda serem inconclusivos em relação à associação direta entre DMRI e exposição à luz, recomenda-se o uso de lentes escuras, sobretudo para pessoas que têm pele e olhos claros, ou mesmo para pessoas que se expõem mais ao sol, de forma a proteger os tecidos intraoculares. Em um trabalho feito pela Universidade de Duke em 2005, verificou-se que nas pessoas que praticam esportes e sem sobrepeso, a incidência da degeneração macular é 45% mais baixa do que nos idosos sedentários e acima de seu peso normal. A DMRI é uma doença já considerada a maior causa de baixa de visão em pessoas com mais de 50 anos nos Estados Unidos, pois seu tratamento é complexo e ainda alcança resultados limitados. É uma grande preocupação e desafio, inclusive de saúde pública. Com o aumento da expectativa de vida, a preservação da visão está sendo tratada com maior seriedade e cuidado para essa população, especificamente, pois isso pressupõe a preservação da qualidade da vida.

Estudos epidemiológicos também demonstram que pacientes com altos níveis séricos de antioxidantes, têm menor risco de desenvolver DMRI, especialmente os carotenoides. Existem algumas evidências ainda que mostram a associação entre o hábito de fumar e o desenvolvimento de DMRI. Quanto aos sintomas da DMRI, eles provocam a baixa acuidade visual, manchas (escotomas) e também distorções na forma dos objetos, principalmente acometendo a visão central, e podem variar muito em intensidade, avançando até à cegueira.

Retinopatia diabética

Os principais sintomas da retinopatia são a perda gradual da visão (em casos iniciais), seguidos, muitas vezes, por episódios de queda abrupta da mesma. A perda gradual é causada por inchaços na retina (edema macular diabético) e/ou pequenas hemorragias que atingem o fundo do olho. A perda abrupta acontece normalmente em casos avançados da doença, onde vasos malformados se rompem e causam hemorragia maciça com ou sem o descolamento da retina.

A orientação do médico para pacientes diagnosticados com Diabetes tipo I, antes dos 30 anos de idade, é fazer o exame de fundo de olho no momento do diagnóstico e posteriormente o seguimento dependerá da gravidade da doença. Em pacientes com mais idade, o exame deve ser feito imediatamente após o início dos sintomas, pois a doença pode estar presente há muito tempo sem que tivesse apresentado sintomas mais claros. Em ambos os casos, é preciso repetir os exames anualmente, no mínimo.

Degeneração macular

Essa patologia costuma aparecer a partir dos 60 anos e estima-se que 1% da população mundial irá sofrer de algum tipo de degeneração macular relacionada à idade. É a alteração de fundo de olho, ou retina, decorrente do envelhecimento. Causa um desgaste na região central (chamada mácula) que leva à perda gradativa da visão.

Há dois tipos de degeneração macular: a não hemorrágica, (causada por alterações da irrigação macular. É a progressiva, deixando como sequela uma mancha no meio da visão) e a hemorrágica, (caracterizada por manchas na visão seguida da distorção de objetos). Neste caso, o desgaste faz com que ocorram falhas na camada que está logo abaixo da mácula. Começa a haver uma invasão de vasos, o que causa sangramentos. Com a piora da doença ocorre perda severa da visão.

A degeneração pode ocorrer em um olho e depois surgir no outro, e o tipo não hemorrágico poderá evoluir para o hemorrágico. O recomendável é fazer exames anuais a partir dos 70 anos de idade, ou dos 60 em diante, caso apareça algum sintoma.

Alguns estudos têm demonstrado a ação benéfica da dieta, na prevenção e no tratamento da degeneração macular relacionada à idade, especialmente com a inclusão de vitamina A, vitamina C, selenium, zinco, cobre e especialmente os beta carotenoides, presentes em alimentos como cenoura, espinafre, couve e alface. Assim é altamente recomendável uma dieta rica em frutas e verduras para a obtenção de vitaminas e para a preservação de uma visão saudável. Certamente é também fundamental evitar o tabagismo e o alcoolismo.

Presbiopia

Com a idade e com a mudança da densidade do cristalino, principalmente após os 40 anos, a imagem passa a se formar atrás da retina, quando olhamos para objetos próximos. É a presbiopia, ou "vista cansada", que nos leva a usar óculos para enxergarmos de perto. Com a recente melhora de técnicas cirúrgicas, novos métodos terapêuticos foram incorporados à prática clínica para o tratamento da presbiopia sem o uso dos óculos. Dessa forma, implantes de lentes pseudoacomodativas e mesmo o uso de Excimer Laser, têm proporcionado independência dos óculos com pequenos efeitos colaterais, principalmente em condições de baixa luminosidade. Atualmente, com o aumento da segurança e da previsibilidade dos tratamentos cirúrgicos que envolvem o implante de lentes intraoculares, como o tratamento da catarata, notamos uma melhora significativa de qualidade de vida com os tratamentos mais precoces, uma vez que melhoram a qualidade da visão e em muitos casos reduzem o grau previamente existente. Assim, a miopia e/ou a hipermetropia e mesmo a presbiopia, podem ser atualmente tratadas com o implante de lentes intraoculares com diminuição significativa da dependência dos óculos.

SISTEMA ESQUELÉTICO
Dr. Dan Oizerovici[1]

O sistema esquelético mantém a nossa estrutura. Ele é constituído por ossos, músculos e cartilagens. A diminuição de líquido que ocorre no envelhecimento leva ao aparecimento de calcificações. A diminuição do colágeno causa a atrofia do tecido ósseo e diminui a captação de cálcio levando o osso a ficar quebradiço (osteoporose). A atrofia da musculatura leva à perda da força muscular, estando ambas, tanto no homem como na mulher, ligadas a uma baixa hormonal.

As articulações dependem muito da quantidade de colágeno e as dificuldades articulares surgem com os problemas ósseos, a osteopenia e a osteoporose.

As dores articulares podem estar associadas ao processo de osteoartose ou seja, o desgaste da superfície articular que torna-se rugosa e perde a capacidade de movimento normal. O processo degenerativo ocorre, pois faz parte do processo do envelhecimento. O segredo é não parar e se movimentar sempre, pois recuperar é muito mais difícil do que não perder.

Programas de exercícios leves e adequados para cada pessoa podem ajudar a controlar o processo. Se não conseguir caminhar deve ser feito hidroginástica ou natação, pois na água o problema do impacto não existe e a movimentação se torna indolor. A movimentação da articulação sem impacto é muito benéfica e pode ajudar a controlar o processo doloroso.

---

[1] Formado pela FMSCM de São Paulo em 1973; Residência em Ortopedia na FMSC, São Paulo de 1974/1977; Especialista em Joelho e Artroscopia pelas Sociedades Brasileiras de Artroscopia e Cirurgia de Joelho; Fellowship na Hughston Ortopedic Clinic, em Columbus, Georgia EUA em 1980.

Lombalgia

Lombalgia ou dor nas costas é provavelmente a queixa mais frequente do consultório ortopédico. Ocorre em todas as faixas etárias e pode estar relacionada a esforços físicos que levam a contraturas musculares que causam impotência funcional. Com a idade surgem os problemas degenerativos da coluna lombossacra que causam também grande desconforto. Estas dores, que podem se tornar crônicas, trazem um incômodo e podem impedir a prática esportiva e a vida normal.

É importante a avaliação correta para afastar comprometimentos mais sérios. Geralmente essas condições estão associadas ao desbalanceamento e fraqueza da musculatura abdominal e da paravertebral lombar.

Com a vida moderna atribulada, o homem acaba não fazendo exercícios suficientes e a musculatura atrofia levando, com frequência, à lombalgia.

Caminhar em superfície plana e fortalecer a musculatura lombar e a abdominal normalmente melhoram o processo.

Fortalecer! Fortalecer! Fortalecer! Esse é o caminho do sucesso. Alongamento e reequilíbrio do desbalanceamento muscular geralmente são complementares ao fortalecimento.

Outro fator importante é o controle do peso. Emagrecer alguns quilos, ficar dentro do parâmetro de massa corporal ideal e o fortalecimento muscular garantem uma vida saudável e *sem* dor lombar.

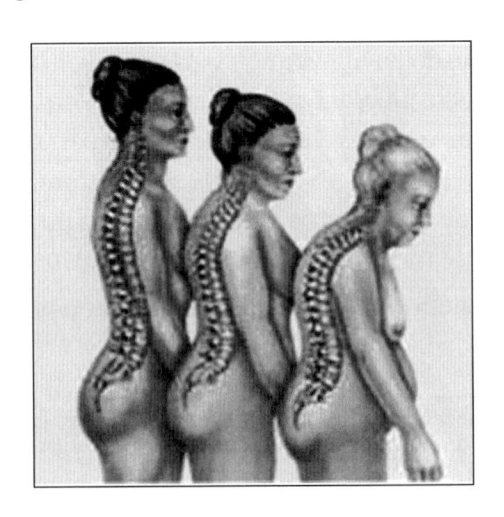

Sarcopenia

Sarcopenia, do grego *sarks* (carne) e *penia* (perda) é a perda da musculatura que acontece na senectude por perdas proteicas. Acentuada pela falta de exercícios, esse fenômeno se junta a outras "penias" que a idade nos trás, como a osteopenia (perda óssea).

A perda muscular é mais dramática do que a perda óssea, pois é tanto quantitativa no que diz respeito à fibra muscular, quanto qualitativa no que se refere à elasticidade e capacidade de trabalho do músculo. Enquanto a osteopenia pode levar a fraturas, a sarcopenia impede a locomoção e a independência do indivíduo.

Esse estado de sedentarismo forçado poderá levar a pessoa a várias doenças metabólicas como o diabetes, a hipertensão e a obesidade. Alterações nas secreções hormonais e no sistema nervoso levam a maiores dificuldades na marcha e no equilíbrio. Normalmente a reserva muscular nos homens é maior que nas mulheres devido ao desenvolvimento de maior massa muscular pelos andrógenos. Quando as perdas acontecem são normalmente bem maiores nas mulheres.

O que fazer?

É necessário ter em mente o sentido da realização de, pelo menos, um tipo de exercício após os 40 anos. O mais indicado para o aumento da massa muscular magra é a musculação com pesos ou de força. Com ela controlamos o peso e ajudamos na profilaxia de doenças metabólicas. Entre esses tipos de patologias as mais prevalentes após os 60 anos estão a diabetes tipo II e as dislipidemias ou aumento de colesterol e triglicérides. Os benefícios advindos do exercício são principalmente oriundos da ativação do metabolismo. Com isso se fará um melhor aproveitamento das substâncias ingeridas, além de que as excedentes serão consumidas e não ficarão em depósito ou circulantes.

Recomenda-se:

1. Os exercícios com pesos são as formas mais eficazes de se manter a musculatura ou mesmo desenvolvê-la.
2. Os exercícios aeróbicos ajudam, mas devem ser sempre seguidos dos de força. A maior irrigação condicionada por eles faz com que, sendo mais irrigada, a fibra não só se alongue como aumente o seu volume. O aumento do metabolismo que se segue à musculação mantém-se por dias, pois o músculo passa por processo de hipertrofia e crescimento.
3. Dietas hiperproteicas são muitas vezes aconselhadas quando associadas ao exercício físico e sob controle médico.
4. Fugir do sedentarismo.
5. Sob o ponto de vista psíquico, os exercícios parecem combater a depressão, tão comum nos sedentários.
6. Não consumir álcool em excesso. Uma taça de vinho por dia faz bem, pois os flavonóides contidos nessa bebida ajudam de maneira positiva a prevenir as doenças arteriais e metabólicas.
7. Não fumar. Este é talvez o vício que mais prejudica o ser humano e está associado ao maior número de doenças degenerativas e ao câncer.

Queda nos idosos

"Entre os idosos, os acidentes (automobilísticos, queimaduras, asfixia, envenenamento e queda) classificam-se em 6° lugar como causa de morte. Dos acidentes, os mais comuns são as quedas." (Abrams, 1995, p.75)

Normalmente elas ocorrem dentro do próprio lar, provocadas por objetos domésticos comuns, como pequenos tapetes, objetos caídos no chão, pisos escorregadios, iluminação deficiente etc. Tropeços, erros de passo, escorregões, trombadas e consequentes quedas têm resultados muito lesivos nos idosos pela sua fragilidade. Com a deslocação do seu centro de gravidade ao andar, por processos articulares e ósseos trazidos pela idade, as quedas se tornam muito frequentes. A falta de equilíbrio e diminuição de força muscular também contribuem.

Tão ou mais importante que as consequências físicas das quedas são as repercussões emocionais de um tombo. A perda de confiança em si mesmo no processamento de atividades básicas em sua vida diária leva os mais velhos a uma diminuição de seu desempenho funcional e daí ao isolamento e retraimento social. A consequência será uma perda de massa muscular, uma acentuação da instabilidade postural e o perigo de novas quedas. A incidência de óbito após fratura de colo do fêmur está associada ao risco cirúrgico e ao período de recuperação e limitação das atividades físicas. O ideal é fazer exercícios que estimulem o controle do próprio corpo (propriocepção), o fortalecimento muscular e os exercícios aeróbicos sempre no período das 6:00h às 9:30h – para aproveitar o sol e facilitar a fixação do cálcio nos ossos, o que melhora a perda óssea que conduz à osteoporose.

Exercícios de baixo impacto (caminhadas, natação, golfe), e a prática da musculação estimulam o metabolismo ósseo e ajudam na prevenção de fraturas.

Cuidados

1. Atenção ao caminhar!
2. Procurar sempre o apoio de outras pessoas caso encontre dificuldade em executar alguma tarefa que necessite destreza de movimentos. Não tenha vergonha de usar uma bengala se for necessário.
3. Adaptar as casas a seus habitantes. Colocar faixas antiderrapantes em escadas, corrimões dos dois lados, lajotas antiderrapantes, banheiras e banheiros com guias para apoio.
4. Usar calçados com solas antiderrapantes.

É importante que nos preparemos para o envelhecimento a partir dos 40 anos. No aparelho músculoesquelético essa preparação se torna mais que necessária, pois se nos expusermos a lesões graves em qualquer fase de nossas vidas, mais tarde elas cobrarão um preço. Na realidade esse preparo começa muito antes dos 40 anos. Se não formos bem alimentados na infância, nossos ossos não formarão um arcabouço que nos possa sustentar numa idade mais avançada. Assim, é preciso cuidarmos de nós mesmos enquanto temos posse de todo o nosso vigor físico.

Hábitos saudáveis como a prática de exercícios físicos rotineiramente e uma alimentação saudável tornam o processo desta fase da vida menos doloroso e mais divertido.

A prática esportiva regular é o mecanismo mais simples de evitar as doenças modernas de síndromes metabólicas. Os músculos são os grandes consumidores da energia do nosso organismo. A melhor maneira de não armazenarmos o que ingerirmos em excesso é gastarmos com consumo muscular. Caso isso não seja feito, o nosso depósito aumentará e isso é igual a sobrepeso e consequente hipertensão. Poderemos, também, além dos depósitos aumentados, manter uma quantidade de gordura circulante que se transformará em placas de colesterol entupindo as nossas artérias. O diabetes tipo II poderá se instalar nos obesos.

Hábitos saudáveis e contínuos, comendo pouco, apenas o necessário para sobreviver.

"... café da manhã como rei, almoço como príncipe e jantar como mendigo"

Alimentação apropriada e prática de exercícios vigorosos ajudam a viver de maneira saudável e ficar longe da depressão, o que evita que entremos em um círculo vicioso pernicioso à saúde.

Vida plena é o que todos queremos... *"mens sana in corpore sano"*.

O exercício praticado de maneira correta, sob supervisão em casos de limitações, e o hábito da prática esportiva combinado ao exercício aeróbico e à musculação, preparam o indivíduo para o envelhecimento. Haverá assim controle da perda muscular e ganho de massa magra que ajudam a manter o peso e agilidade, propiciando uma marcha ereta que dará a aparência de juventude. Tenha sempre presente que o vigor físico mantém um bem-estar físico e mental.

A ESTÉTICA DO CABELO E O ENVELHECIMENTO
Zuza Rodrigues[1]

Os cabelos exercem atenção e fascínio desde a antiguidade. Na mitologia, os cabelos têm representações muito interessantes. Berenice corta seus cabelos em sacrifício a Afrodite, para ter seu marido de volta. A mesma Afrodite é representada com longos cabelos a esconder sua nudez.

Quem não se lembra de Sansão, que tinha sua fonte de força física nos cabelos longos e de sua esposa Dalila que, ao cortá-los, retirou dele o seu poder?

Na história da humanidade, a primeira citação de pessoas que cuidavam dos cabelos fala de ambulantes que, em suas carroças, iam de vila em vila se dispondo a "curar feridas, cuidar de doenças em geral, receitar unguentos, infusões e muitas outras maneiras de tratar, além de cortar cabelos". Pode-se auferir desse fato que os barbeiros foram os primeiros médicos ou, ao contrário, os médicos foram os primeiros barbeiros.

Salões de barbeiros surgiram na Grécia Antiga e se tornaram locais não só de cuidados dos cabelos e barbas, mas também de encontros sociais, discussões filosóficas e políticas.

No início do século XX surgem na França os primeiros salões de cabeleireiros, no padrão dos que existem até hoje.

Em sua grande maioria, continuam sendo locais onde mulheres e homens cuidam de seus cabelos e participam de encontros sociais, bate-papos informais e discussões sobre política, filosofia e comportamento.

---

[1] Cabeleireiro, 30 anos de experiência.

A importância dos cabelos em nossa sociedade é inegavelmente perceptível. Além da simbologia, da imagem e da beleza, representam poder e fazem parte, muitas vezes, de rituais de passagem.

O envelhecimento dos cabelos

Normalmente, quando somos jovens, dedicamos muito tempo aos cuidados de nossa vasta cabeleira, que normalmente nos enfeita e completa o nosso visual. Porém, ao envelhecer, homens e mulheres sentem significativas mudanças. Quedas são mais frequentes, diminuindo o número de fios.

Em alguns casos tornam-se secos, rebeldes e armados; em outros, oleosos, finos e sem volume. Daí a importância de lhes dedicarmos atenção redobrada. Faz-se necessária uma reformulação em relação aos cuidados com os mesmos.

Como ocorre?

Ao nascermos, o nosso couro cabeludo possui seiscentos fios de cabelo por centímetro quadrado. Com o passar do tempo os fios diminuem seu diâmetro e finalmente caem. Uma pessoa, mesmo sem antecedentes hereditários de calvície, chegará aos 80 anos com metade desse número.

O envelhecimento e a ação de agentes externos como a poluição, o fumo, o sol, além dos tratamentos químicos aos quais os cabelos são submetidos, muitas vezes aceleram essa queda em um número substancial de pessoas.

Estudos indicam que o envelhecimento dos cabelos ocorre de maneira diferente entre as raças. Os brancos envelhecem mais cedo, os asiáticos na zona intermediária e os negros por último. Dentre os fatores que mais contribuem para o envelhecimento dos fios figuram a exposição ao sol, os tratamentos químicos exagerados e, certamente, quem não evitar a ação desses agentes externos terá um cabelo menos saudável.

Fatores desse processo de envelhecimento podem ser amenizados com alguns cuidados:

A Importância de lavar corretamente os cabelos

O mais adequado é lavar os seus cabelos em dias alternados, ou a cada dois dias. Mas, para a maioria dos brasileiros, é quase impossível se adaptar a este tipo de hábito. Além de nosso clima que, na maior parte do ano, é de altas temperaturas, há também a prática de esportes. O suor e a poluição são fatores determinantes na higiene do couro cabeludo e dos fios.

Para aqueles que lavam os cabelos diariamente, a melhor alternativa é o uso de xampus neutros. Quando existe a necessidade de mais de uma lavagem por dia, a melhor opção é usar xampu em apenas uma delas e nas demais lavagens apenas água. A temperatura da água também é um ponto importante a ser observado. A melhor opção é usar água de morna para fria, em altas temperaturas a água é muito prejudicial ao couro cabeludo e aos fios, pois retira a oleosidade e elimina a sua proteção natural.

Cabelos sensibilizados por processos químicos

Os cabelos submetidos a processos químicos devem ser protegidos de agentes externos como sol, poluição, água salgada ou intensamente clorada. Alterações na estrutura dos fios são notadas quando eles ficam expostos às situações acima.

Esses agentes tornam os fios ressecados, sem brilho e quebradiços, sendo que a camada externa, a cutícula, fibra que age como barreira protetora, é a primeira a ser danificada. Hoje, o mercado coloca à nossa disposição diversos produtos com boa tecnologia cosmética capilar. Tratamentos à base de queratina e hidratações penetram na camada da fibra danificada, reparando, amaciando e selando os fios. Como resultado temos fios mais macios, volumosos, fortes e brilhantes que, assim, nos conferem uma aparência mais jovem, vigorosa e saudável.

Quando acontece a queda dos cabelos?

Estresse, abuso de processos químicos agressivos, alimentação deficiente em nutrientes, problemas no sistema imunológico, disfunções hormonais, assim como hereditariedade são algumas das prováveis causas da queda capilar, notando-se que estas causas são, muitas vezes, de difícil diagnóstico. Portanto, é aconselhável procurar ajuda de profissionais especializados na área de saúde.

Cabelos brancos

Em diversos momentos da nossa civilização, homens e mulheres tiveram diferentes representações em relação aos cabelos brancos. Sábios, pensadores, intelectuais eram representados por homens de certa idade e com vasta cabeleira e barbas brancas. As mulheres no entanto, eram representadas por figuras de bruxas e feiticeiras com vasta cabeleira branca, rugas e verrugas. Essas representações apontam para a maior dificuldade das mulheres em aceitar os cabelos brancos.

Embora essas representações tenham ficado para trás, a dificuldade de aceitação cultural e social dos cabelos brancos nas mulheres, permanece.

Assumir os cabelos brancos é mais do que uma simples opção. Uma maior reflexão levará a uma mais bem madura decisão de estar fora dos ditos padrões estéticos sociais. Em algum momento desse envelhecimento, sua pele, provavelmente, ficará mais harmoniosa e natural com cabelos brancos. Se sua decisão for deixar os cabelos brancos, é bom estar atento para que eles sejam bonitos e saudáveis. Para isso alguns cuidados são necessários:

a. **Cuidado com o sol.** Cabelos brancos devem ser protegidos da ação do sol, que, além de ressecá-los, torna os fios amarelados e opacos. Existem no mercado várias opções de protetores solares para os cabelos, mas, ao se expor por tempo prolongado, não se pode abrir mão do uso de bonés ou chapéus.

b. **Xampus específicos para cabelos brancos**, que impedem ou amenizam o processo do amarelecimento dos fios.

c. **Hidrate-os com frequência.** Mantenha os fios sempre bem penteados e escovados. Cabelos brancos devem estar sempre bem penteados, pois os fios brancos têm, na maioria dos casos, tendência à rebeldia e a ficarem armados.

d. **Cuidado ao se vestir.** Aquela impressão de que cabelos brancos ficam bem em homens, tornando-os até mais charmosos, deve-se ao fato de eles terem uma aparência mais discreta no vestir, usarem cabelos mais curtos, não vestirem cores fortes e contrastantes com suas peles, o que lhes garante uma imagem mais harmoniosa. Optar pelos fios brancos implica tomar mais cuidado com roupas, maquiagens e esmaltes de cores fortes e acessórios extravagantes. Cabelos naturais ficam melhor com um visual mais natural. É importante não confundir cabelos brancos com falta de vaidade, portanto, cuide de seus cabelos sempre que possível e necessário, pois, ao contrário do que pensa a maioria das pessoas, cabelos brancos precisam de tantos cuidados quanto os cabelos tingidos.

Procure usar cortes atuais

Comprimentos médios, com volume controlado. O secador será um de seus grandes aliados, pois é indicado para realçar a beleza, o brilho e movimento dos fios. Fazer escova será necessário sempre que lavá-los.

Um dos maiores dilemas em relação aos cabelos que tenho observado, ao longo de minha vida profissional, está relacionado aos tão temidos fios brancos. Nossa cultura não é muito democrática em relação a essa questão, pelo menos, no que diz respeito às mulheres. A alternativa passa a ser escondê-los a qualquer custo. Mas nota-se que, há aproximadamente duas décadas, esse conceito tem se dirigido também ao mundo masculino e, na minha opinião, deve ser questionado porque esconder os cabelos brancos ou mostrá-los torna-se uma opção individual que deve levar em consideração a imagem que se deseja transmitir.

Tem vontade de deixar de tingi-los?

Cortá-los curtos é a opção mais fácil. Nos últimos anos o mercado colocou à nossa disposição produtos que retiram o excesso dos pigmentos das tinturas sem agredir os fios. A melhor opção é clarear gradativamente até que a cor tenha um tom menos contrastante com a raiz. Cortes mensais são necessários.

Tingindo os cabelos

Se decidir tingir seus cabelos brancos, é bom ficar atento aos seguintes passos:

1. Faça o teste de reação alérgica. Informações de como proceder estão contidas nas embalagens dos produtos.
2. Alguns dias antes de tingir, faça uma hidratação nos fios. No dia da tintura não lave o cabelo pois a oleosidade natural protege o couro cabeludo da sensibilidade aos produtos químicos contidos na tintura.
3. É importante o uso de xampu e condicionador específicos para cabelos tingidos. Esses produtos têm propriedades hidratantes e protetoras, além de reter os pigmentos nos fios por mais tempo.

4. Tingir o cabelo em casa não é das tarefas mais fáceis. Para obter bons resultados, a melhor opção é buscar ajuda de um profissional da área. Dependendo da porcentagem de cabelos brancos em relação aos fios naturais, os retoques poderão variar de 30 a 7 dias.

Segue abaixo uma tabela que servirá de referência na escolha da cor a ser aplicada nos seus cabelos.

Tipo de pele	Cores/tons	Outras sugestões
Clara/rosada	loiros castanhos marrons acobreados dourados vermelhos ruivos	
Morena	castanhos pretos marrons chocolates vermelhos	loiros (mechas suaves) tons acobreados
Amarelada	vermelhos pretos marrons	mechas e tons de castanho claro tons de mel
Negra	pretos castanhos acobreados	

Mulheres

Para uma escolha adequada é preciso analisar caso a caso, pois entre todos os tons de pele existem grandes variáveis. Mas, se a sua preferência for por ficar mais natural, a melhor opção são os tons levemente mesclados bem harmonizados com a cor da sua pele.

Homens

Para os homens, as opções são poucas. Os tons devem ser conjugados com a cor da pele evitando quase todos os tons não fundamentais (avermelhados, acajus, dourados, acobreados).

Domando fios rebeldes

As escovas progressivas (*de frisagens*) são boas alternativas para acabar com aquela aparência de cabelos rebeldes arrepiados e sem brilho. Existem, também, tratamentos à base de queratina que selam os fios dando bons resultados.

Mitos do comprimento

Por volta dos 40 anos, as mulheres se deparam com o dilema do comprimento adequado dos cabelos.

Existe relação entre comprimento de cabelos e idade? Deve-se sempre usar o bom senso no momento dessa adequação. Os padrões das décadas passadas devem ser deixados de lado, pois, nos dias de hoje, uma mulher com 40 anos pode, por exemplo, aparentar ter bem menos. Não existe uma idade padrão para deixar de usar cabelos compridos, ainda mais se levarmos em consideração nossa cultura latina na qual cabelos longos são cultuados como representação de feminilidade, jovialidade, poder e sedução. Tudo isso deve ser levado em consideração na hora de se decidir pelo comprimento.

Minha opinião profissional é que comprimentos médios (altura do ombro), na maioria das vezes, mostram-se mais adequados e bonitos. Os muito curtos para aquelas que já ultrapassaram a barreira dos 40 anos nem sempre são a melhor opção, pois, a partir dessa idade, perde-se a definição do contorno do rosto. O pescoço e o colo começam a apresentar sinais de envelhecimento e os cabelos muito curtos evidenciam esses sinais.

Ao longo dos meus vinte e oito anos de profissão, percebi que cabelos bem cuidados nos conferem segurança pessoal e social. Tive a oportunidade de trabalhar com várias gerações. Constatei que cuidar-se não é das tarefas mais fáceis. Exige tempo, dinheiro, paciência e uma boa dose de desejo e ilusões. Porém, ao envelhecermos, a tarefa torna-se um pouco mais árdua.

Normalmente temos tempo, mas os desejos tornaram-se escassos. Precisamos prosseguir, pois é exatamente nessa etapa da vida que necessitamos mais cuidados com nossa aparência.

Será preciso um bocado de força, um tanto de ilusão, planejamento dos recursos financeiros, incentivo da família e dos amigos, e o principal: nosso próprio empenho.

Todo esse trabalho que, na verdade não tem fim, pois é uma tarefa diária, recompensa-nos mantendo nossa autoestima. Não importa a idade que você tem, cuide-se sempre como se estivesse no auge de sua juventude.

Com cabelos brancos ou tintos, crespos ou lisos, o que importa é captar os momentos felizes que a vida nos dá.

REJUVENESCIMENTO FACIAL

Dr. Pedro Vital[1] e Dr. Leandro Pellarin[2]

A arte da cirurgia estética facial está diretamente relacionada à necessidade de aceitação social e de se expressar através da aparência. A história é repleta de evidências da obsessão do ser humano por modificar sua aparência com adornos ou alterações físicas para criar uma identidade ou uma mudança da autoimagem que busca uma representação corporal mais atraente e agradável aos padrões socioculturais.

Podemos encontrar uma correlação direta entre alterações e adornos usados por tribos indígenas com joias e acessórios socialmente aceitos na atualidade. A psicodinâmica que motivava o homem das eras primitivas a realizar alterações físicas em sua face e corpo é, em essência, a mesma que o motiva nos tempos modernos: criar uma interface que melhore a visão do mundo em relação ao ser humano – procurar a beleza.

---

[1] Médico pela EPM, 1967; Residência Médica no Hospital dos Defeitos da Face 1970, 1972: Especialista em Cirurgia Plástica pela Sociedade Brasileira de Cirurgia Plástica; Cirurgião Plástico do Corpo Clínico do Hospital Albert Einstein.

[2] Médico pela FMUSP, 2000; Res. Médica no HCUSP 2001/2002; Preceptor da Disciplina de Cir. Plástica do HCUSP, 2006; Especialista em Microcirurgia pelo Manhanttan Eye and Throath Hospital, New York, 2007.

O conceito de beleza

A fascinação e o estudo da beleza têm consumido nossas emoções e pensamentos desde o começo da humanidade. Muitos mitos sobre a influência dessa força poderosa em nossas vidas foram estudados e analisados, confirmando sua influência incondicional no desenvolvimento do ser humano e seu sucesso.

Estudos relatam que, na sociedade atual, indivíduos considerados de aparência atrativa recebem tratamento preferencial na educação, no trabalho, nos processos legais e nas relações pessoais. Portanto, terão maior chance de se tornarem pessoas mais felizes, com mais sucesso profissional, econômico e afetivo, pois apresentam maior autoestima e confiança, com consequente maior bem-estar psicológico.

A face na imagem corporal

Na constituição da imagem corporal e suas características, a face representa uma região de fundamental importância, pois é o principal instrumento das interações humanas com o mundo.

A aparência facial não é apenas um conjunto de dimensões das características morfológicas primárias de um indivíduo, mas também o resultado direto das expressões emocionais e da resposta individual a agentes agressores acumulados ao longo do tempo. É a região que demonstra ao meio externo os sinais de emoção, beleza e também do envelhecimento.

Entre os maiores determinantes do envelhecimento facial se incluem a constituição genética, exposição a agentes agressores como o cigarro e a radiação UV solar, e a atividade dos músculos faciais. Com a idade, características imanentes da face se alteram gradualmente: pela atrofia das partes ósseas e alteração do suporte dos tecidos biológicos que dão forma ao rosto, as porções gordurosas se redistribuem e sofrem ação da gravidade. A exposição à radiação solar e ao cigarro contribuem para a perda da elasticidade da pele e aceleram a formação de rugas. A orientação e a profundidade dessas rugas e sulcos também são amplamente influenciadas pela ação da atividade muscular. A mudança gradual da posição das estruturas faciais em relação a pontos fixos da face varia individualmente e está diretamente relacionada às características biológicas da representação da idade. Tais características faciais alteradas com o tempo podem gerar impressões errôneas das emoções ou mesmo da personalidade.

O processo de envelhecimento facial

Embora a sequência das mudanças associadas à idade seja prevista, a taxa de alterações varia de um indivíduo para o outro. O envelhecimento das estruturas faciais depende de fatores genéticos, anatômicos, cronológicos, ambientais e emocionais. O processo de envelhecimento afeta a pele e os tecidos que constituem a forma da face através de fatores intrínsecos e extrínsecos. O envelhecimento intrínseco refere-se aos efeitos do tempo na pele, com mudanças hormonais e bioquímicas associadas. Com o passar do tempo, as camadas da pele tornam-se mais finas e a aderência da pele às estruturas profundas enfraquece. Há uma perda progressiva da organização das fibras elásticas e do colágeno (elastose). Estas alterações contribuem para o processo de formação de rugas e da perda de elasticidade, que caracterizam o aspecto senil.

Fatores extrínsecos como a gravidade e a exposição solar podem resultar em alterações cutâneas, como displasias, rugas e alterações de textura da superfície da pele. Com a ação da força da gravidade, o tecido subcutâneo, que molda a superfície facial, se desloca e cai sob estruturas fixas, como o sulco nasogeniano, gerando sulcos marcados. A gordura sofre atrofia que, somada ao deslocamento, causa depressões ou concavidades onde previamente existiam convexidades, como na região orbitária, temporal e bucal (Figura 1).

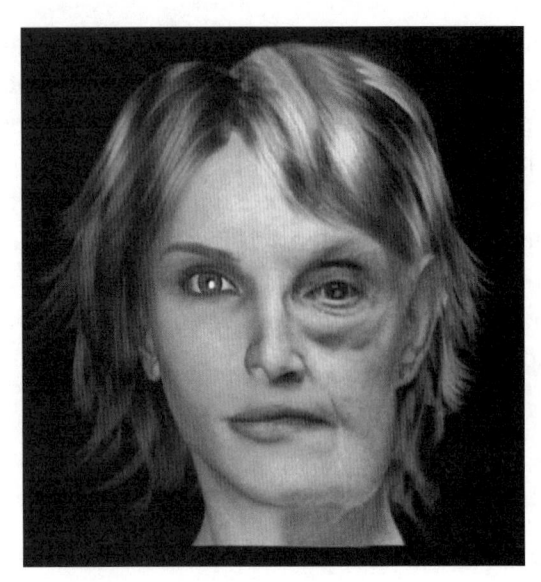

Figura 1: Processo de envelhecimento facial

A desmineralização óssea contribui para a diminuição do contorno do queixo, maxila e da perda do volume facial, com alteração global da posição da musculatura facial (Figura 2).

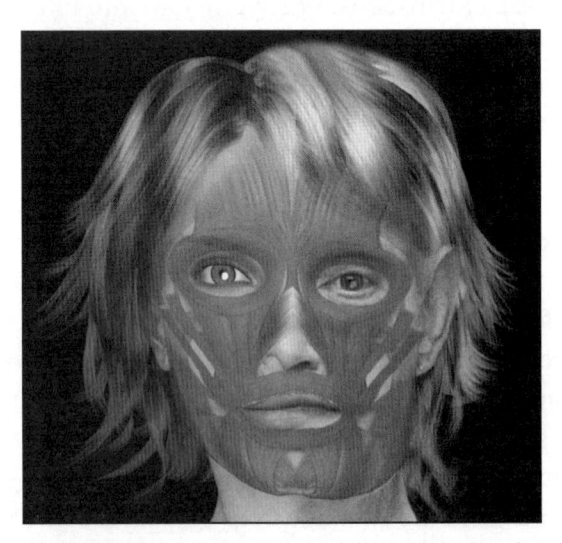

Figura 2: Alteração profunda da estrutura com o envelhecimento facial

As alterações intrínsecas e extrínsecas do processo de envelhecimento geram mudanças da textura da pele, rugas, e alterações do contorno facial que assim alteram a proporção das partes que constituem a face.

Proporções faciais

Leonardo da Vinci (1452-1519) analisou o corpo humano como uma forma de arte e estudou intensamente as proporções, tornando-se intimamente familiarizado com a beleza e as curvas do contorno corporal e facial. Reconheceu o conjunto de características faciais que geram a harmonia ideal: tais proporções constituem os conceitos da beleza facial.

A análise da estética facial é simplificada quando dividimos o comprimento da face em 3 partes iguais (Figura 3). A parte superior da face compreende a região frontal, que se estende da linha de início da implantação dos cabelos até o supercílio. O terço médio inclui a parte média da face, os olhos e o nariz, com início na região do dorso do nariz até a região subnasal. O terço inferior da face inclui a bochecha, a boca, a linha da mandíbula e o pescoço superior, sendo formado pelas estruturas que se encontram entre a base do nariz e a borda inferior do queixo.

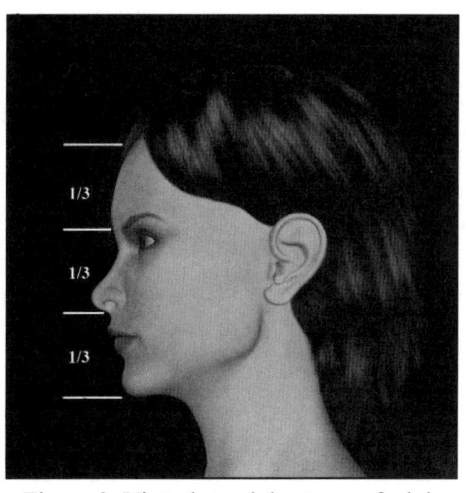

Figura 3: Visão lateral dos terços faciais

Embora controverso, existe o conceito de que a simetria facial contribui para a beleza e harmonia facial. Os dois lados da face dificilmente são perfeitamente simétricos, o que torna a face mais atrativa, pois simetria perfeita pode gerar uma imagem de beleza artificial. O grau de assimetria entre os dois lados faciais depende primeiramente do desenvolvimento ósseo, da deposição de gordura e da atividade muscular. Esses fatores estão diretamente ligados à movimentação da musculatura facial, como as expressões de emoções vivenciadas. Assim, a assimetria deve ser analisada em repouso, na busca de grandes alterações que possam ser amenizadas, mas o ser humano sempre está mostrando alguma emoção ou apresenta postura muscular individualizada. Pequenas assimetrias podem ser consideradas como um padrão pessoal do contorno facial e devem ser respeitadas.

Alterações do terço superior da face

A idade é associada a um alongamento do terço superior da face com a elevação da implantação do cabelo e a queda dos supercílios. Esta, associada ao surgimento de rugas frontais e perda de elasticidade da pele e o surgimento de manchas pela ação da agressão solar, caracterizam o envelhecimento do terço superior da face (Figura 4).

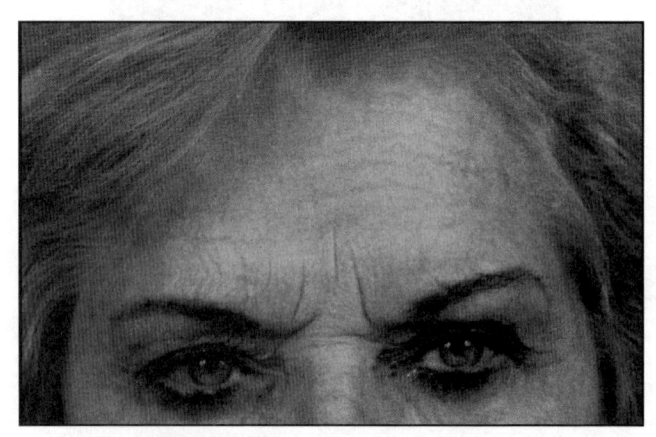

Figura 4: Envelhecimento do terço superior da face

As rugas que ocorrem com o envelhecimento, neste caso, claramente representadas por rugas frontais e sulcos da região entre as sobrancelhas, são causadas por movimentos musculares repetidos da musculatura da mímica facial (Figura 2).

Alterações do terço médio da face

Pálpebras

A aparência da pálpebra e dos olhos em indivíduos jovens é destacada por um conjunto de características que podem ser reproduzidas nos procedimentos usados para a correção das alterações senis da periórbita. Em geral, o sulco orbitário superior é bem definido, sem excesso de pele e ausência de volume, com curvas suaves. A pálpebra inferior tem sentido ascendente a partir do canto interno do olho e recobre a íris em cerca de 2 mm. A transição da pálpebra inferior com a região malar é gradativa e imperceptível (Figura 5).

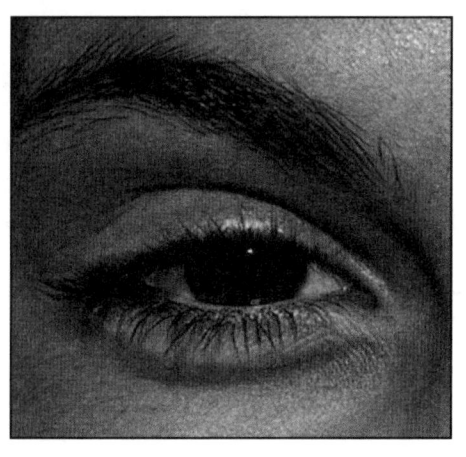

Figura 5: Visão lateral dos terços faciais

O processo de envelhecimento altera esses aspectos ideais, gerando acúmulo de pele na pálpebra superior, intensificado pela queda do supercílio. Além disso, gera também excesso de volume por acúmulo de gordura, frouxidão da pálpebra inferior com mudança do sentido da borda palpebral de ascendente para descendente, e deslocamento inferior com aparecimento da borda inferior da íris e da parte branca dos olhos. A frouxidão das estruturas que sustentam a pálpebra intensifica o aparecimento de bolsas de gordura (Figura 6).

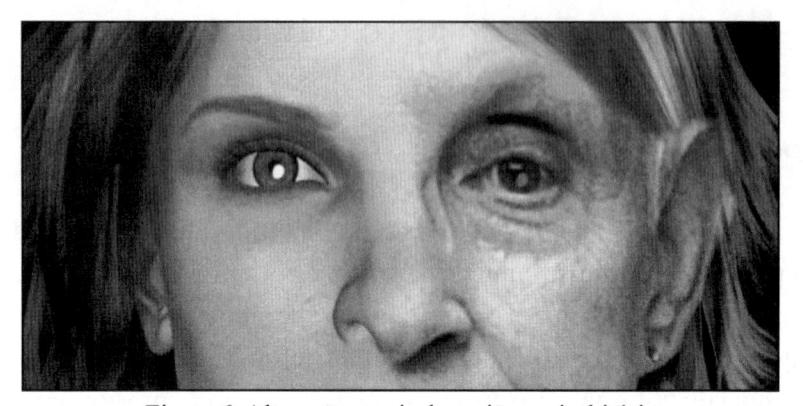

Figura 6: Alterações senis da região periorbitária

As alterações do envelhecimento na região periorbitária podem originar expressões de cansaço, fadiga, insatisfação, raiva ou tristeza, mesmo quando esses sentimentos não são vivenciados pelo paciente. A correção cirúrgica dessas alterações é chamada de "blefaroplastia" e procura restaurar as condições prévias de cada paciente.

Com o passar do tempo, as estruturas de sustentação da face tornam-se mais frágeis, ocorrendo um deslocamento das estruturas de áreas convexas para a porção inferior, como na região malar. Essa queda gera efeito de concavidade em uma área idealmente de volume proeminente, diminuindo a harmonia do contorno facial. A correção cirúrgica dessas alterações tem como objetivo restaurar os volumes, com transição suave e de forma natural.

Alterações do terço inferior da face

Com a flacidez cutânea associada à perda de volume maxilar e gorduroso, os sinais do envelhecimento facial são marcantes nessa região. O volume facial, deslocado da região superior, acumula-se acima da porção fixa que liga o canto do nariz e ao canto da boca (sulco nasogeniano), intensificando a sua profundidade dando origem ao conhecido aspecto de "bigode chinês", quando ocorre o deslocamento inferior do canto da boca (Figura 2). A linha do contorno da mandíbula é apagada e a separação entre a face e o pescoço fica indefinida.

O pescoço é intensamente afetado e torna-se um dos maiores estigmas do envelhecimento. Sua definição está diretamente relacionada à tensão e posicionamento do músculo platisma. Esse músculo tem início na clavícula, recobre o pescoço e sua porção superior dá origem ao Sistema Músculo Aponeurótico Superficial (SMAS), que recobre e gera a forma da face (Figura 7). O deslocamento inferior do SMAS e a perda de tensão do músculo platisma são os principais responsáveis pelas alterações do contorno facial.

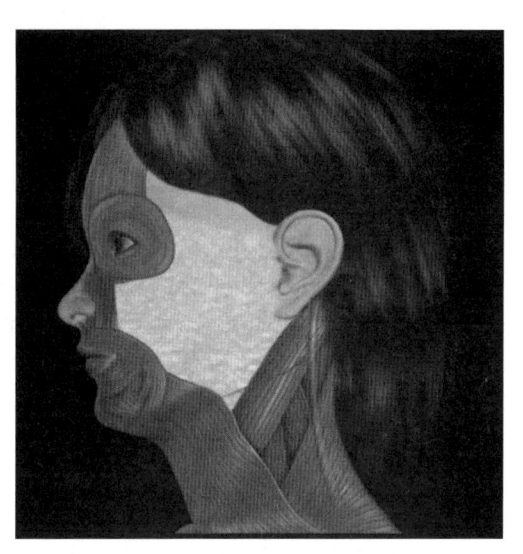

Figura 7: Músculo platisma e Sistema Músculo Aponeurótico Superficial (SMAS)

A somatória dessas alterações gera um resultado global onde linhas antes ascendentes passam a ser descendentes, regiões antes suaves e de contornos lisos se tornam marcadas e fundas, e o contorno facial que antes era triangular se torna quadrado (Figura 8).

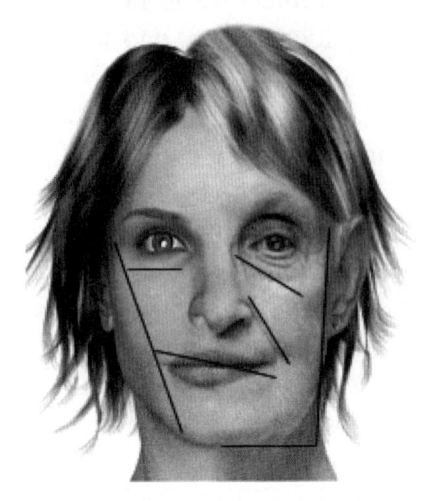

Figura 8: Alterações senis da face

Cirurgia de rejuvenescimento facial

A cirurgia de rejuvenescimento facial é conhecida no meio médico como ritidoplastia, a plástica das rugas. O primeiro relato de tratamento cirúrgico das rugas ocorreu em 1912 por Hollander. Posteriormente, outros cirurgiões realizaram modificações cirúrgicas buscando refinar o procedimento. Essas primeiras técnicas consistiam em incisões localizadas em locais como a fronte, atrás das orelhas e em sulcos naturais, com tração somente da pele. Em 1920 e 1921, Bettman e Bourguet, separadamente, relataram a primeira ritidoplastia com descolamento subcutâneo. Tal procedimento consistia no descolamento da pele e retirada de gordura de áreas mais volumosas, pois naquela época existia o conceito de que as alterações da forma facial aconteciam somente por acúmulo de volume em determinadas áreas. Na busca por melhorar as cicatrizes, em 1928, Joseph descreveu a incisão pós-tragal na tentativa de esconder as cicatrizes. Entretanto tais técnicas e conceitos não proporcionavam resultados naturais e duradouros.

Em 1960, Aufrich, na tentativa de prolongar os resultados, propôs a sutura dos planos gordurosos profundos com a intenção de elevá-los. Foi o primórdio do conceito de elevação das estruturas do contorno facial. Em 1966, após estudos para a melhora da técnica, Pitanguy descreveu as variações anatômicas do ramo Frontal do nervo facial, de fundamental importância para o procedimento. Skoog propôs, em 1974, importante conceito para a cirurgia da face: a individualização do músculo platisma e sua fáscia. Sua proposta deu início a vários estudos e em 1976, Mitz e Peyronie descreveram o Sistema Músculo Aponeurótico Superficial (SMAS) (Figura 7).

A descrição das características do SMAS viabilizou minimizar as alterações do envelhecimento facial com o reposicionamento das estruturas deslocadas. Inúmeros trabalhos científicos surgiram, em especial na década de 1980, com propostas de técnicas com diferentes tipos de vetores de tração e padrões de dissecção. Entretanto, a grande contribuição incide na possibilidade da realização de dissecção ampla da pele e do SMAS. A partir desses conceitos, o cirurgião pode realizar a tração ou reposicionamento individualizado para cada paciente e para cada tipo de rosto. Cada paciente passou a ter a possibilidade de ser tratado individualmente (Figura 9).

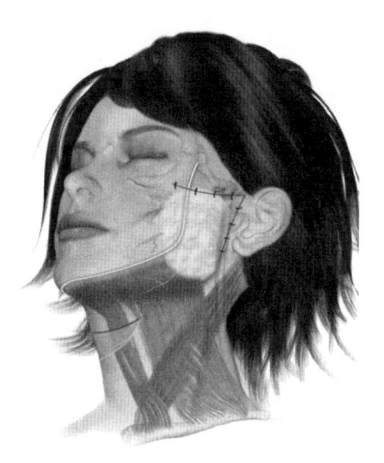

Figura 9: Reposicionamento do Músculo platisma e Sistema Músculo Aponeurótico Superficial (SMAS)

Atualmente conseguimos realizar cirurgias com ampla mobilização dos tecidos faciais, utilizando incisões reduzidas e camufladas (Figuras 10 e 11). A força de tensão de toda a cirurgia, a partir dessa evolução, é colocada nos planos profundos (SMAS). O excesso de pele é retirado sem tensão e apenas recobre o que foi remodelado, eliminando o principal estigma da cirurgia de face: cicatrizes alargadas e alterações de posição das linhas de implantação do cabelo e das orelhas.

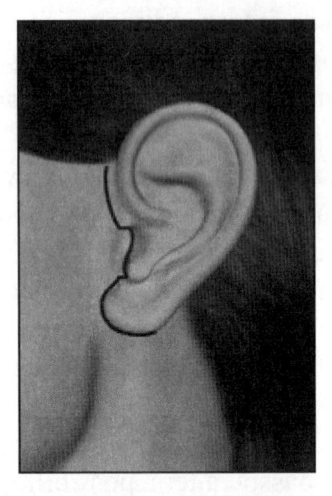

Figura 10: Incisão na borda anterior das estruturas da orelha

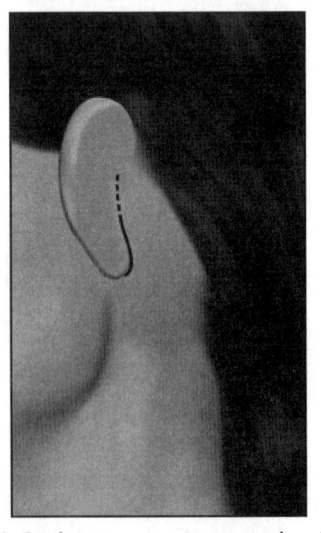

Figura 11: Incisão na porção posterior da orelha

A evolução do conhecimento das alterações do envelhecimento facial e das técnicas cirúrgicas possibilitou o surgimento da cirurgia do contorno facial, um procedimento seguro e individualizado para cada tipo facial, que visa o restabelecimento das características previamente existentes.

O cirurgião plástico e o rejuvenescimento facial

O pré-requisito da habilidade do cirurgião para atingir a melhora da aparência desejada pelo paciente é a sensibilidade à apreciação dos elementos estéticos que constituem a beleza de uma face harmônica e atrativa. Até mesmo cirurgiões tecnicamente habilidosos apresentam desvantagens quando não estão familiarizados com certos conceitos importantes de forma, curvas, ângulos e proeminências. A relação desses conceitos e elementos cria um conjunto de características que tornará um resultado estético satisfatório ou não. Podemos obter um melhor plano cirúrgico quando nos baseamos na avaliação clínica dos princípios da beleza e harmonia. Assim como um escultor, que gentilmente molda sua matéria-prima para criar contorno e leveza, o cirurgião plástico usa seu entendimento do equilíbrio estético associado às técnicas cirúrgicas contemporâneas para criar uma aparência facial mais agradável e harmônica. O principal objetivo da cirurgia estética facial é aproximar-se o máximo possível do ideal.

A demanda por cirurgia plástica facial tem crescido significativamente e dramaticamente nos últimos anos, pois pessoas de todos os níveis sócioeconômicos e faixas etárias têm se interessado pelo rejuvenescimento facial. Com o envelhecimento da população, a procura por cirurgia estética em pacientes de idade mais avançada vem aumentando bastante, e por outro lado, o grande valor atribuído hoje à imagem corporal aliado à competitividade, faz com que cada vez mais pacientes jovens procurem por procedimentos que restaurem a harmonia e a leveza das curvas da face.

Antes de o cirurgião começar a aprender técnicas específicas de cirurgia plástica facial, ele deve entender a anatomia do processo de envelhecimento, pois estes são os requisitos básicos que deram origem ao conceito da "cirurgia do contorno facial" para o restabelecimento das características individuais perdidas com a idade.

Cirurgia plástica estética segura e efetiva é possível apenas quando a anatomia das mudanças do processo de envelhecimento facial for apreciada pelo cirurgião e pelo paciente, buscando restabelecer o contorno facial existente e particular de cada indivíduo.

FILOSOFANDO
Dr. Rubens Paulo Gonçalves

Estamos vivos porque de uma maneira ou de outra os nossos corpos resistiram aos anos, aos ataques, aos desastres, às doenças, aos maus tratos. É lícito pensar, então, que até agora viver não foi ruim, caso contrário teríamos desistido de lutar e provavelmente teríamos sucumbido diante dos embates que a vida nos apresentou.

Muitas e muitas gerações que nos antecederam, homens e mulheres que como nós nasceram, cresceram e morreram, construíram tudo que usufruímos hoje. Os seres humanos que nos antecederam deixaram marcas. Uns mais outros menos, todos marcaram a sua passagem ao caminhar pela estrada ou comer uma fruta e jogar fora o caroço que fez nascer uma árvore.

Augusto Conte, filósofo positivista, dizia que o nosso céu ou inferno está expresso nas obras que deixarmos. Aqueles que praticaram boas ações serão lembrados por muitos anos e estarão no céu, aqueles que praticaram o mal serão lembrados e estarão no inferno do pensamento de cada um dos que aqui estiverem.

Plantar uma árvore, ter um filho e escrever um livro...

Plantar uma árvore, para produzir sombra quando não mais existirmos, ter um filho para legar ao próximo um pouco de nosso amor, escrever um livro ou passar para o outro as nossas experiências.

Interagir, amar e ser amado...

Aos 60 anos já podemos olhar para o que realizámos, para o que construímos ao longo de nossa vida. Poderemos aperfeiçoar nossas obras e desfrutar delas.

Podemos reconstruir nosso cotidiano e nos dedicar ao momento presente e continuar aprendendo para viver melhor o nosso tempo. Com paciência, transmitir o que de melhor tivermos experimentado, para que toda a humanidade melhore.

Quanto recebemos? Desde o autor de uma simples peça de roupa que mal cobria os primitivos seres, até os mais modernos meios de comunicação e prazer, tudo devemos àqueles que nos antecederam.

É muito comum os mais velhos darem exemplos de como foram sábios ou espertos para conseguirem isso ou aquilo. O relato, além de cansativo, faz com que o relator nos apareça alguém que descreve como é bom comer o pão e não como foi difícil aprender a plantar o trigo.

Eis o que eu aprendi vivendo:

Fale sempre das suas derrotas; você será mais ouvido, mais compreendido e chegará mais perto do próximo!

Não fale de suas vitórias; se elas foram importantes, não precisarão ser contadas por você.

Seja objetivo! Não alongue suas histórias, todos o acharão maçante.

Não tente fazer graça para agradar os mais jovens; as piadas hoje são outras.

Cale-se sobre suas doenças; ninguém está interessado.

Não se queixe de suas dores; elas não irão passar.

Tente entender o mundo presente sem compará-lo com o "seu" mundo passado.

Deixe os preconceitos de lado.

Finalmente, fique quieto a maior parte do tempo; todos o terão na conta de mais sábio.

REFERÊNCIAS

Abreu; M. F. *Saúde Health*: www.bibliomed.com.br

Barros, J.J.: *Cirurgia bucal para o idoso*

Bester; G.M. *De Chronos a Kairos*

Brasil. Lei nº 10.741, de 1º de outubro de 2003.

Brennan H.G.(1991) *Aesthetic Facial Surgery*. Raven Press

Brunetti, R.F.; Montenegro, F.L.B. *Odontogeriatria – Noções de Interesse Clínico.*

Bureau International des Poids et Mesures. *Unit of time.* [acessado em 20.02.2010]; Disponível em: http://www.bipm.org/en/si/si_brochure/chapter2/2-1/second.html

Castilho,S. www.Corpohumanohpg.ig.com.br

Cawthon R.M., Smith K.R., O'Brien E., Sivatchenko A., Kerber R.A. *Association between telomere length in blood and mortality in people aged 60 years or older.* Lancet 2003; 361(9355):393-5.

Charles, F. J.; Cox S.E, Earl M.L. (2003). *Social implications of Hyperfunctional facial lines*. In *Dermatol Surg.29 (5): 450-5.*

Cherkas L.F., Hunkin J.L., Kato B.S., Richards J.B., Gardner J.P., Surdulescu G.L., et al. *The association between physical activity in leisure time and leucocyte telomere length.* Arch. Intern. Med. 2008; 168(2):154-8.

DeFatta R.J; Williams E.F. 3rd .(2009) *Evolution of midface rejuvenation.* In *Arch Facial Plast Surg, 11(1): 6-12.*

Epel E.S., Blackburn E.H., Lin J., Dhabhar F.S., Adler N.E., Morrow J.D., et al. *Accelerated telomere shortening in response to life stress*. Proc. Natl. Acad. Sci. U.S.A. 2004; 101(49):17312-5.

Epel E.S., Lin J., Wilhelm F.H., Wolkowitz O.M., Cawthon R., Adler N.E., et al. *Cell aging in relation to stress arousal and cardiovascular disease risk factors*. Psychoneuroendocrinology. 2006; 31(3):277-87.

Friedman O. (2005). "Changes associated with the aging face". In*Facial Plastic Surg Clin North Am, 13(30): 371-80.*

Gonçalves, R.P. (2003). *O Desafio da Menopausa*. São Paulo: Alegro.

Kernberg, O.F. (1998). *Relações amorosas tardias na vida*. Conferência proferida na SBP/SP, agosto de 1998.

Lima, M.A. *A Gestão da experiência de envelhecer em um programa para a Terceira Idade*. Uma TI /UERJ.

Organização Mundial de Saúde. *Definition of an older or elderly person*. 2010 [acessado em 20.02.2010]; Disponível em: http://www.who.int/healthinfo/survey/ageingdefnolder/en/index.html

Ornish D., Lin J., Weidmer G., Epel E., Kemp C., Magbanua MJM, et al. *Increased telomerase activity and comprehensive lifestyle changes: a pilot study*. Lancet Oncol. 2008; 9(11):1048-57.

Pitanguy, I. Facial Cosmetic Surgery: A 30-year Perspective. (2000) *Plast. Reconstr. Surg.* 105 (4): 1517-1526.

Skordalakes E. *Telomerase and the benefits of healthy living*. Lancet Oncol. 2008; 9(11):1023-4.

Tsirpanlis G. *Cellular senescence, cardiovascular risk, and CKD: a review of established and hypothetical interconnections*. Am. J. Kidney Dis. 2008; 51(1):131-44.

Uchôa E. *Contribuições da antropologia para uma abordagem das questões relativas à saúde do idoso*. Cad. Saúde Pública. 2003; 19(3):849-53.

Vieira, D.F.; Birman, E.G.; Novelli, M.D. (1984) *Odontologia e a terceira idade.*
www.fo.usp.br/lido/patoartegeral/patoartedel5.htm
www.icb.ufmg.br/revista/revista2/capa6 4.htm
www.ForumCifralub.com.br Teu Abreu (Sistema Nervoso)
www.portaldoenvelecimento.net/odonto/odonto/21.htm

*Não adianta tentar segurar o sol no poente,
mas viajar sempre em direção ao oeste pode nos manter
por muito mais tempo banhados pela luz do dia.*

Conheça os Livros

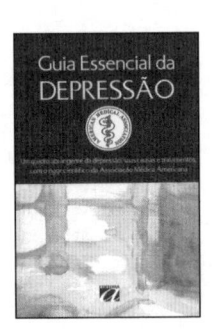

GUIA ESSENCIAL DA DEPRESSÃO
Associação Médica Americana
Editora Aquariana

A Associação Médica Americana aborda com acuidade a depressão, o complexo distúrbio do humor que afeta milhões de pessoas por ano. Este guia abrangente, estabelece uma distinção entre a depressão e o "baixo astral" e fornece respostas concretas e detalhadas para perguntas como: O que é a depressão" Quem corre o risco de ficar deprimido? Como ajudar uma pessoa próxima? etc.

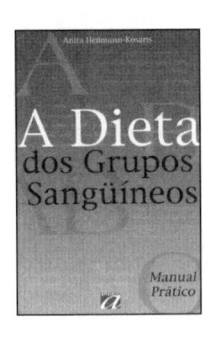

A DIETA DOS GRUPOS SANGUÍNEOS
Anita Heßmann-Kosaris
Editora Aquariana

Este livro aborda um conhecimento alimentar científico revolucionário: nosso sangue decide se a alimentação será bem tolerada ou não pelo nosso corpo. O leitor também conhecerá os principais grupos de alimentos adequados aos quatro grupos sanguíneos (O, A, B, e AB) e simultaneamente dicas e recomendações para variar as refeições a fim de que sejam bem toleradas também pelas pessoas de outros tipos sanguíneos.

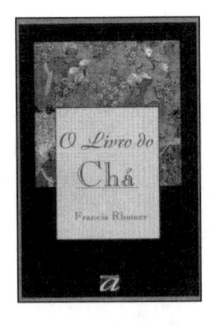

O LIVRO DO CHÁ
Francis Rohmer
Editora Aquariana

Original e bem humorado, este livro apresenta curiosas histórias do chá no Brasil e no mundo, o perfil farmacológico dos chás verde e preto, as propriedades terapêuticas de mais de cem chás popularmente consagrados, e ainda instruções para quem quer cultivar e colher seus próprios chás. Como complemento, a obra fornece dezenas de fórmulas simples ou compostas, aromáticas e sempre eficazes contra os males mais comuns.

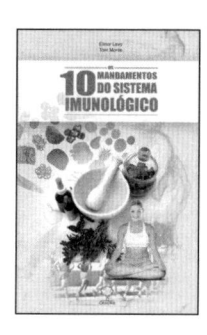

OS DEZ MANDAMENTOS DO SISTEMA IMUNOLÓGICO
Elinor Levy /Tom Monte
Editora Ground

Um novo olhar sobre o misterioso funcionamento do nosso corpo e sobre a forma como nosso sistema imunológico combate as doenças. Este livro mostra como cada um de nós cria as condições que o tornam forte ou fraco, permitindo ou não que a doença se instale – e propõe um sistema de medicina preventiva e hábitos cotidianos que promovem saúde, longevidade e alegria de viver.

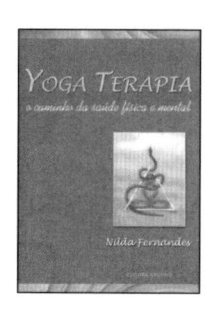

YOGA TERAPIA
(O caminho da saúde física e mental)
Nilda Fernandes
Editora Ground

Obra vasta, concisa e profunda, que aborda a filosofia do Yoga, a respiração, a musculatura, os âsanas utilizados na desobstrução dos canais energéticos do corpo humano e as regras de vida que conduzem à harmonia e à verdadeira libertação. Apresenta esclarecimentos a respeito das posturas de yoga como um caminho para a saúde perfeita através do ensino detalhado da execução das técnicas e do trabalho muscular em cada postura, abordando seus benefícios terapêuticos e as contraindicações.

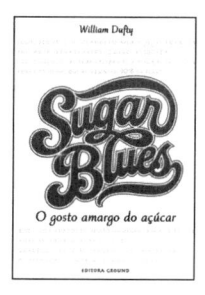

SUGAR BLUES (O gosto amargo do açúcar)
William Dufty
Editora Ground

Sugar Blues é um livro audacioso, profético, chocante, elaborado por um escritor e pesquisador que esmiúça séculos de história secreta, folclores esquecidos, sábias tradições dos antigos e conceitos científicos inconsistentes, para trazer à tona a verdade sobre a mais dissimulada droga que dissolve os dentes e os ossos de toda uma civilização: a sacarose refinada, comumente chamada açúcar.

Impresso por :

gráfica e editora
Tel.:11 2769-9056